JN213292

輝く女性への
パスポート

「究極睡眠ヘッドスパ」で、
健康と自分史上最高の美を手に入れる

滝村晃平
ヘッドコンシェルジュ株式会社 代表取締役

合同フォレスト

はじめに

皆さんはじめまして。ヘッドコンシェルジュ株式会社代表取締役の滝村晃平と申します。

ヘッドコンシェルジュという言葉に対して、聞き慣れない方も多いと思います。

ヘッドコンシェルジュとは、一般的なヘッドスパを超える究極の施術を行うヘッドスパ専門店の名前であり、また、その施術を行うスペシャリストたちの名称でもあります。

全員が国家資格である美容師免許を持ち、**深層筋アプローチと呼ばれる頭のツボ押し技術を体得しているスペシャリスト集団**が、ヘッドコンシェルジュです。そしてそのスペシャリストの施術を完全個室のラグジュアリーな空間で受けられるのが、ヘッドコンシェルジュという場所なのです。

美容師免許を持っているため、シャンプー&トリートメントなど、髪を濡らして行う施術が可能な点も、ヘッドコンシェルジュの特徴のひとつです。

ヘッドコンシェルジュの大きな目的は、まず、頭のツボ押しで全身へアプローチし、お客様を〝**究極睡眠**〟へと導くことです。

多くの方の悩みである肩こり、首こり、眼精疲労などを軽減し、髪にツヤやハリを生み、頭皮をしっかり刺激することで顔のリフトアップもかなうなど、さまざまな効果があるのですが、美容と健康の要である質の高い睡眠を得られることが最も重要です。

睡眠の大切さなどは第2章でも詳しくお話ししますが、施術の第一のポイントは、「美容」の前に「健康」です。

その意味でも私は睡眠を重視しています。そしてそのことを意識するようになったきっかけは、私がヘッドコンシェルジュを立ち上げたタイミングにあります。

ある日美容室で、のちに我が社の創業メンバーのひとりになるＮａｍｉさんのヘッドスパの施術を受けたのですが、私が完全に寝落ちしてしまったことと、施術後の爽快感や体の軽さなど、効果をハッキリと実感できたことに衝撃を受けました。そこから「この素晴らしい技術を広めよう！」と決心し、会社の設立に至ったのです。

以降、技術指導はＮａｍｉさん、経営を私が担当し、店舗もスタッフも少しずつ増えていきました。現在は国内で13店舗、スタッフ数は１００名を超えています。

ですが私がこの本でお伝えしたいことは、店舗の紹介とはまた少し違います。


我が社のスタッフは、私を除き全員女性です。

ヘッドコンシェルジュ唯一の男性として、彼女たちと5年以上一緒にみっちり仕事をしてきて、気づいたことが数多くあります。

当社で働き出した女性、転職してきた女性は例外なく、数カ月でみるみるうちにきれいに輝き始めます。見た目が変わっていくからという理由もありますが、それよりも内側から変わっていくので、目や表情に活力が出てイキイキとし始め、その輝きが外見にも反映されるのです。

スタッフが前職の友人に久しぶりに会ったとき、「きれいになったね！」と言われることも珍しくないそうです。また、我が社のスタッフ複数名に会ったことのある知人は、口をそろえて「皆さんがそれぞれに本当に魅力的ですね」と言ってくれます。

彼女たちのそんな姿を見ていて私が確信したのは、「女性は誰もが、必ず輝ける」ということです。性格・顔立ち・好みなどは千差万別ですが、誰しもが必ず〝**輝きポイント**〟を持っているのです。

我が社では、「理想のスタッフの姿」というようなひとつの型を目指してもらうのではなく、まずその人の〝輝きポイント〟を見つけることから始めます。

そしてその〝輝きポイント〟を活かして、その人が最高のパフォーマンスを出せるような働き方を探していく。そうすることで本人に自信がつき、自信がつくことで内側からどんどん輝き出す。それがまた外見にも反映され、どんどんきれいになっていく、というポジティブな循環が起こるので、誰もがきれいになっていくのです。

そのための分析法を、私は試行錯誤しながら考案し、実践してきました。

そしてこの考え方を利用すれば、我が社のスタッフでなくても、自分で自分の〝輝きポイント〟を見つけ、よりイキイキときれいに輝く人生を送ることができるのではないか、と思うのです。その分析法については第1章で詳しくご紹介しますので、ぜひ参考にしてみてください。

なお、ヘッドコンシェルジュでは指名制がなく、店長、副店長という役職もおかないなど、通常のサロンでは常識とされる体制を取らず、「チームで高め合う人事制度」を導入しています。そのためスタッフ間で不必要な比較が起こらず、足の引っ張り合いやねたみというようなトラブルも聞こえてきません。

創業から6年経ちますが、離職率もひとケタ%を維持していて、これは私の密かな自慢です。

その理由は、スタッフ一人ひとりが輝く環境をつくっていることに加えて、それぞれがヘッドコンシェルジュという職業に誇りと愛情を持ち、憧れや尊敬を集める職業にしよう、と強く思いながら仕事をしているからです。これに尽きます。

姿勢や生活習慣、言動などのさまざまな分野に、輝く女性になれる秘密がたくさん詰まっていると思います。

この本では、そんなヘッドコンシェルジュたちや、お客様との関わりの中で学んだ、女性が内側からきれいになるための秘訣《ひけつ》をお伝えいたします。

目次

第2章　輝いている女性は毎日何をやっているのか？

第3章　言葉が素敵な女性は人生も素敵になる

第4章　ヘッドコンシェルジュだけが知っている、頭から〝きれい〟をつくる秘密

第5章 ヘッドコンシェルジュから見る「輝く女性」

第6章　日本一女性が輝く職場のつくり方

第1章

輝く女性とは「憧れられる女性」のこと

〝きれい〟を生むため、まずできること

「きれいになりたい」。漠然とそう感じている女性が多くいます。

ＳＮＳなどに投稿するための自撮り文化が当たり前になったことで、自分の顔、見た目に詳細にこだわる人が、昔よりも格段に多くなりました。

また、顔にコンプレックスを抱いている、という女性も数多くいるようです。

例えば、医療法人社団翔友会・品川美容外科が２０２３年に行った調査によると、「理想の容姿と自身の容姿のギャップを感じることがありますか？」という質問に対し、「よくある（42％）」「たまにある（34％）」と8割近くの人が「ある」と回答しています。

そして、「理想の顔に近づくために何か取り組んでいることはありますか？」という質問に対し、「メイク（24％）」「スキンケア（22％）」、「美容医療（7％）」「マッサージ（6％）」とあるものの、「特にない（60％）」という回答が半数以上を占めていました。

容姿に満足してはいないものの、「何をすれば効果があるのかわからない」「化粧品の数がありすぎて、どれを選べばいいのかわからない」というような方がとても多いのではな

いかと思います。

一方で、美容整形に興味を持つ人も増えています。

低価格なものやメスを使わない施術を〝プチ整形〟と呼ぶようになったこともあり、美容整形へのハードルは格段に低くなり、抵抗を持つ人は減っているように感じます。

実際、医療法人社団心紲会・東京イセアクリニックが16〜39歳の女性に行った調査によれば、美容整形を肯定する人の割合の平均は、2019年には65%でしたが、2021年には90%にまで上昇しています。

これらの結果を見ると、現在の自分の顔に満足しておらず、何かしらの方法で変えたいと考えている女性がとても多い、ということがわかります。

しかし、100人以上の女性スタッフを見てきた私から見ると、「きれいになる」ために効果的な方法は、他にもいろいろとあると断言できます。

メイクやスキンケア、美容医療、美容整形なども、もちろん一定の効果は十分あると思いますし、やらない方がよいとは言いません。

でもそれらはあくまで、表面部分へのアプローチです。

女性が本当に「きれいになる」ために必要なことは、心身ともに、表面だけではなく、内面、内側へのアプローチです。

我が社の大勢のスタッフたちを入社時から見続け、それぞれが美しく変化していくのを見ていて、私はそのことを確信するようになりました。ヘッドコンシェルジュたちを見ていて実感したのは、〝きれい〟とは、内側から輝きを放つことでつくられるということです。

例えばどんなにしっかりメイクをしていても、毎日ジャンクフードや手軽な食べ物だけですませていたり、慢性的に寝不足だったりすれば、腸内環境が悪くなり、その結果ニキビや肌荒れが起きる可能性が高くなります。

つまり、**きれいは体の中から生まれてくる**のです。

仮に美容整形術で目や鼻の形を変えたとしても、その人がいつも笑顔なく無表情だとしたら、何に対しても関心や好奇心が低く冷めた態度だとしたら、つまらなさそう、冷たそう、やる気がなさそう、といったネガティブな印象を与えてしまうはずです。

心の底から笑ったり喜んだり怒ったりと、気持ちと表情が連動したり、やる気や好奇心にあふれ、イキイキと生活していなければ、きれいとは感じられません。

だからこそ、「きれいになりたい」と思ったら、まずは内面へのアプローチから始めるべきなのです。

その方が結果的にはきれいになるスピードも速く、また、本当にあなたを輝かせることができるのです。

〝輝きポイント〟の発見と、〝頭からの健康〟の2大柱が肝

では心身ともに、内面、内側へのアプローチをするということは、具体的に何をすればいいのでしょうか。

ひとつは、一人ひとりが〝自分のよいところ・強み・特徴〟を知ること。（仕事をする上での）自分の〝輝きポイント〟を知ることです。

そしてもうひとつは、ヘッドコンシェルジュで行っている、頭のツボ押しや首、肩のマッサージなどによるケアで、頭から行う体全体の健康へのアプローチです。

私はこのふたつが、女性を本当に輝かせ、きれいにする2大柱だと確信しています。

まずひとつ目の〝輝きポイント〟について説明します。健康へのアプローチについては章の後半でお話しします。

〝自分のよいところ・強み・特徴〟を知ると、必ずきれいになっていくということは、我が社のスタッフを見ていて強く思うようになりました。我が社で働き始めた女性は、皆どんどんそれまでよりもきれいになり、輝いていくのを目の当たりにしているからです。例外はなく「100％」です。

この〝きれい〟とは、ファッションやメイクといった外見のことではありません。

正直に言って、私を含む多くの男性は、メイクの細かい色やラインの変化はわかっていませんし、ファッションも、雰囲気や色が変わった、ということくらいはわかっても、細かい変化はわかっていません（笑）。

ぱっと見の印象が「なんとなく変わったのかな？」と感じる程度です。

ではなぜヘッドコンシェルジュの女性たちは、全員が「きれいになった」と感じさせるのか。これは、スタッフの前職の友人や、外部の男性などからもよく言われることなので、決して私ひとりが感じている感想ではありません。

最も大きな理由は、彼女たちがヘッドコンシェルジュという仕事が好きで、毎日の充実感が高く、満たされているからだと思います。

外見にお金や手をかけたからというよりも、内面が充実してくるので、自然と目や表情がイキイキとしてきます。その結果、誰もがきれいに輝き出すのです。

つまり、内面の充実度が外見に反映されて、皆きれいになっていくのです。

もちろん内面だけでなく、ヘッドコンシェルジュとして働いていくなかで意識が高まり、スキンケアやメイクはもちろん、食生活や運動、生活習慣などにも気を配るようになるので、その相乗効果で外見もきれいになっていくのでしょう。

しかし、彼女たちが輝き出す一番の理由は、仕事での充実感が高く、やりがいや自信を持って働けているからなのです。

そして、充実感が高く仕事をできている理由は、自分の〝**輝きポイント**〟を活かした働き方ができているからなのです。

自分のよいところを自覚し、より伸ばしていくことで、ヘッドコンシェルジュたちは皆それぞれが〝**唯一無二の輝き**〟を放っているのです。

自分の〝輝きポイント〟を活かすことが、きれいの秘訣

この〝輝きポイント〟という考え方は、店舗の中で人間関係やバランスをうまく回していくにはどうすればいいのかについて、試行錯誤している過程で生まれました。

ヘッドコンシェルジュがまだ2店舗だけだったときに、ひとつの店舗はチームバランスがとてもよくまとまっていたのですが、もうひとつの店舗はスタッフ同士がぶつかることも多く、何かがうまくいっていませんでした。そこで、なぜだろう？　とことん考え、スタッフのことをいろいろと観察し、分析してみると、うまくいっていない店舗には、自分の感性を大事にし、前に出てハッキリ主張するタイプの人が集まっていたことがわかったのです。

当たり前のことなのですが、仕事をする上で、人には得意な分野、不得意な分野、好みのこと、嫌いなこと、等々があります。

人前でハッキリ主張できる人、前に出るタイプの人もいれば、一歩引くタイプの人、自分の技術のみを突き詰めたい人、裏方作業をひとりで黙々と作業することが好きな人など、

同じ内容の仕事をしていても、人によって千差万別です。

しかし片方の店舗には、主張するタイプの人が多く集まっていたので、ことあるごとにぶつかりがちだったのです。そこでそれぞれのスタッフの個性を考え、チーム編成を変えて、前に強く出ないタイプの人や、裏方作業が得意な人と組み合わせたところ、今度はスムーズに回り出したのです。

この経緯を踏まえて、**まずその人の個性、特性、つまり〝輝きポイント〟を見極め、そこを活かせるようなチーム編成を考えることが大切だと実感**しました。

技術を極めたい人もいれば、会話が得意で接客に重きを置くタイプの人、人の感情や動きを敏感に捉えられて人事に向いている人、黙々と淡々と事務作業をするのが得意な人もいる。それぞれに〝輝きポイント〟は異なります。

そこで、それぞれの〝輝きポイント〟を見つけ、そこを最大限に活かせるように考え、配属を決めるようになりました。

ヘッドコンシェルジュたちは、それぞれの〝輝きポイント〟が最大限に発揮できる状態で働けているから、不必要なプレッシャーやストレスは極力少なく、充実感をもって働くことができるのです。

だからこそ、働き始めるとやりがいを感じ、自信がついていき、どんどん輝き出すというよいサイクルが生まれるのだと思います。

我が社のスタッフでなくても、この〝輝きポイント〟を知ることは、きれいになるための有効な方法のひとつだと思うのです。

〝輝きポイント〟と〝働き方タイプ〟を特性タイプ分析法で

ではその〝輝きポイント〟は、どうやって見つければよいのでしょうか。

我が社の場合は、初めは私が一人ひとりと面談をし、細かくコミュニケーションをしていくなかで、「この人はこういう傾向があって、接客力、集客力はかなり高いけれど、こういう作業は苦手だな」など、自分の中でざっくりと特性、個性の判断をしていました。

それを途中から、言葉と図を使って〝見える化〟できるような形をつくりました。

それが、オリジナルの、「**特性タイプ分析法**」なのです。

どこかで学んだ分析法ではなく、完全に独自に考案したものですが、私自身がヘッドコンシェルジュを経営しながら、何か困ったことが起きるたびに何度もアップデートし、言ってみれば〝生きた〟教材を使いながら、実践と結果検証を繰り返してつくってきた方法なので、かなり精度は高いと思います。

といってもこれまでは、「この人の特性はこのあたり」という分析は、基本的には私が個人的な判断で行っていました。

それを、今回書籍を制作するにあたり、自分ひとりでも〝輝きポイント〟を発見できるようにするための方法を考えました。28〜33ページにご紹介しています。

「特性タイプ分析法」は、仕事をする上でポイントとなる特性を、大きく4つの属性として分けて立て、各ジャンルの設問に答えて自分の特性を知るための方法です。

元々は会社組織としてチームをつくる際に、まんべんなくいろいろなタイプを組み合わせるために考えたものですが、読者の方が自分の〝輝きポイント〟を知るためにも、かなり役立つはずです。

すでに仕事をしている方でも、自分の得意なことやよいところ、向いている仕事というものは、わかっているつもりでも、意外に把握できていないことがあります。

また、自分でもハッキリと意識していなかった特性を発見できることもあります。

〝輝きポイント〟を把握していることは、結果的に〝きれい〟への近道でもあります。

ぜひこの分析法にトライしてみてください。

自分の〝輝きポイント〟を改めて発見できる、4つの属性

具体的な設問などをご紹介する前に、分析法で要となる4つの属性について簡単にご説明します。

私は、スタッフの向き・不向き、個性の見える化をするために、大きく4つの属性を立てました。

それが、**フロントタイプ**、**バックタイプ**、**スペシャリストタイプ**、**ゼネラリストタイプ**です。

フロントタイプとバックタイプは、文字通り、率先して前に出るタイプか、一歩引いて観察するタイプかといった、主に人と対するとき、集団の中にいるときの特性のことです。

スペシャリストタイプ、ゼネラリストタイプは、作業をする際に、ひとりで没頭するのが好きか、多人数で協力するのが好きかといった、主に実働をするときの、好みやパフォ

ーマンスが上がりやすい特性のことです。

この属性は、店舗等でお客様を迎えるサービス業に従事する場合で考えていますが、他の業種の場合でも十分に活用できると思います。

またこの4つは、どれかが突出している、どのあたりに当てはまれば優秀、などというような優劣をつけるためのものではありません。

その人の個性やよいところを知ることで、私の場合は1店舗にバランスよくいろいろなタイプのスタッフを配属できるよう考えることができますし、読者の方の場合は、あまり気づいていなかった自分の特性や強みを知ることができる、今いるポジションや仕事内容が実は向いていないのに無理してやっている、などというようなことがわかるかもしれません。

特に会社組織では、新入社員の1～2年の間以外は、ひとりの社員の向き・不向きや個性を細かく見てくれることはあまりないと思います。

また、仮に学生の頃に職業の向き・不向き診断などを行っていたとしても、人は変化するものです。特に、10代の頃では本当にやりたいことはわからないとか、働いてみて初めてわかる好みや傾向があるかもしれません。

実際、我が社のスタッフでも、入社したばかりのときには完全にスペシャリストタイプ、と感じていたけれど、働いていくうちに「ひとりの作業の方がいいと思っていたのですが、だんだんチームで働くのが好きになってきて……」と、意外にゼネラリストタイプの要素が強くなるといったような、変化が見られることもあります。

ですからこの分析法を行ってみて、自分の特性、よいところ、〝輝きポイント〟は何なのかを改めて発見してほしいと思います。

「特性タイプ分析法」の進め方

まずは、30ページの質問表を埋めていきましょう。

各ブロックの設問に、次の1～5の5段階を選択して回答し、その数値を右の空欄にメモします。

1 まったくそうではない
2 あまりそうではない
3 どちらとも言えない
4 まあまあそうである
5 めちゃくちゃそうである

各タイプ要素の合計値を出します。

次に、31ページのような分布図の位置で結果を確認します。

縦軸と横軸それぞれ、質問表の合計値の数字の位置に印をつけます。例えば、フロントタイプ要素の合計値が30、バックタイプ要素の合計値が19の場合、30から19を引いて、縦軸の上の方向へ11に位置することになります（中心が0）。ただし、方眼で目盛りをつくり、正確な数値にする必要はありません。

縦軸は、上にいくほどフロントタイプ、下にいくほどバックタイプを表します。

質問表

1 まったくそうではない
2 あまりそうではない
3 どちらとも言えない
4 まあまあそうである
5 めちゃくちゃそうである

フロントタイプ要素

Q 自分で責任を負うポジションを任されたい	□	
Q 新しいチャレンジを好む	□	
Q 人前で話すことは苦ではない	□	
Q SNSなどで自ら発信するのは嫌じゃない	□	合計値
Q 運動会やイベントでは自分が活躍して勝ちたい	□	
Q カラオケに行くと自分が率先して歌うことが多い	□	
Q 物事を決断する時は早い	□	

バックタイプ要素

Q 他人のサポートをする仕事に喜びを感じる	□	
Q 新しいアクションを自らするより既存のものをきっちりこなしたい	□	
Q ケータリングを頼む時はみんなの意見を優先する	□	
Q 飲み会でグラスが空いている人がいればすぐに気づく	□	合計値
Q パーティーでは自分が前に出るより見ていたい	□	
Q 物事はできればじっくりゆっくり考えてから決めたい	□	
Q グループLINEに自ら発信するのをやや躊躇する	□	

スペシャリストタイプ要素

Q 黙々とひとりで作業するのが好きだ	□	
Q 作業に没頭すると時間を忘れる	□	
Q 集中している時に他人に妨げられるとイラッとする	□	
Q 自らのこだわりを他人に理解してもらえなくてもよい	□	合計値
Q 他人に何かを教えるのは得意ではない	□	
Q たくさんの人と関わるよりは決まった人とだけ絡みたい	□	
Q 退職者が出た際は人それぞれなので別によいと思う	□	

ゼネラリストタイプ要素

Q ひとりよりチームで働くのが好きだ	□	
Q 新人に何かを教えるのは得意だ	□	
Q 自分自身の発言を後々どのように伝わったか心配で振り返る	□	
Q ひとつのことに集中するよりいろいろなものに興味を持つ	□	合計値
Q 人が落ち込んでいると放っておけない	□	
Q 飲み会でみんなが楽しめているか気になる	□	
Q 退職者が出た際はなぜそう思ったか聞いて寄り添いたい	□	

分布図例

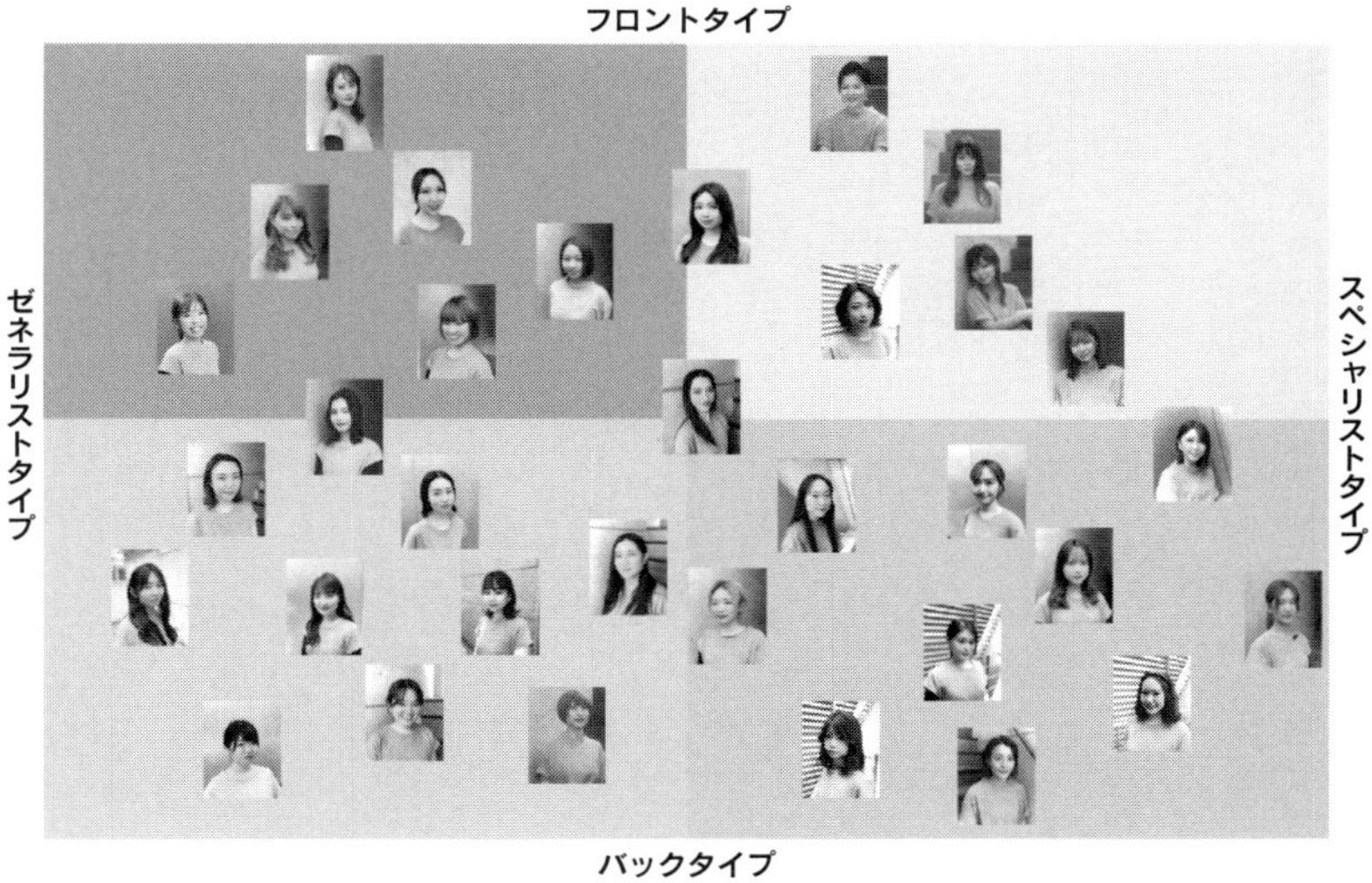
フロントタイプ
ゼネラリストタイプ
スペシャリストタイプ
バックタイプ

横軸は、右にいくほどスペシャリストタイプ、左にいくほどゼネラリストタイプになります。

縦軸と横軸が交わるところが、あなたの特性を表した位置になります。

例として我が社のスタッフ数名がどこにいるか、上の分布図に入れてみました。

人前で話すことや責任を負うポジションが苦にならないフロントタイプもいれば、そういうフロントタイプをサポートし、裏方作業に徹することが好きなバックタイプもいます。

ひとりで黙々と作業し、施術の技

術に特化しているスペシャリストタイプもいれば、チームで協力して仕事をすることが好きなゼネラリストタイプもいます。

なかには、それぞれの特性を持ちながら、バランスよくなんでも対応できるような、真ん中に位置する人もいます。


いかがでしょうか。自分の〝輝きポイント〟がどんなところにあるか、今の自分の仕事の内容やポジションは、それを活かせているか、多少なりともつかめたでしょうか？

これから仕事を選ぶ方、転職を考えている、チーム編成を考える立場の方などには特に役立つのではと思います。

私はこの分布図を見て、ひとつの店舗に、例えば右上の枠の人ばかりというように、似た特性の人ばかりが集まらないよう、バランスよくスタッフを配置することを考えます。

また例えば、バックタイプの要素が強い人に無理にメディアに出てもらうことはしない、ゼネラリストタイプ要素の強い人には、新人にアドバイスをする役をお願いするなど、その人の特性に合った仕事をお願いするようにしています。

その結果、スタッフ一人ひとりが不必要なプレッシャーやストレスを感じずに仕事をすることができ、また前述のように、皆がそれぞれに輝き始めるのです。

さらにその結果、各店舗が少ないトラブルで、お客様に対しての満足度を上げ、スムーズに運営していけるようになるのです。

自分の〝輝きポイント〟を知ることは、きれいのための近道でもあるし、仕事で充実していくためにとても大切だといえると思います。

自分を客観視できるように、キャッチコピーをつけてもらう

「特性タイプ分析法」で自分の〝輝きポイント〟をある程度把握することはできますが、さらにお勧めしたいのは、第三者に「私のよいところや特徴って何だと思う？」と聞いてみることです。

というのは、私は、自己分析のみよりも、他者からの分析が入った方が、より正確に自分のことがわかると考えているからです。

自分を客観視し、的確に分析するというのは意外に難しいことです。

だからこそ、そこに第三者の視点も取り入れることをお勧めしたいのです。

ただ「特性タイプ分析法」に関しては、さまざまな方向から特徴が浮かび上がるように考えてあるので、やる意味は十分にあります。

我が社では、この分析法の結果の分布図に、各スタッフの顔写真と名前を入れたものを共有フォルダに入れ、誰でも見られるようにしてあります。

そうすることで、４つの属性は社内の共通言語となっていて、「私はフロントタイプの傾向が強すぎるから、バックタイプの人がいてくれると助かる」などと自分の特徴を客観視しやすく、また他の人の特徴も認識しやすく、お互いのことをより理解しやすくなっています。

私が第三者の視点を重視するようになったのには、理由があります。

我が社では、**スタッフ全員にキャッチコピー**をつけています。

創業当初から、私自身が、彼女たち一人ひとりの性格、施術の特徴などを見て、観察し、コミュニケーションを取りながら、例えば「コリほぐしスナイパー」「多彩に煌《きら》めくエンターテイナー」「ほんわか癒しエンジェル」というように、本人の特徴を端的に表せるワードを考えてつけています。

元々は〝ヘッドコンシェルジュ〟という言葉を、新たな職業として世の中に広めていきたいと考えていたときに、ホームページなどで彼女たちの特徴やキャラクターをもっと際立たせるにはどうしたらいいか、と考えていて、キャッチコピーをつけることを思いつきました。

キャッチコピーをつけることによって、本人も「私の強みってそこだったんだ」「そういうところを評価されていたんだ」と、自分のよいところに気づくようになります。

すると、本人もその〝輝きポイント〟をより意識するようになっていくので、そのよいところがさらに輝きを増していき、自信も生まれやすくなり、きれいになっていくのです。

また、キャッチコピーはホームページに掲載しているので、来店されたお客様に「〝コリほぐしスナイパーさん〟なんですよね」と話しかけられるなど、コミュニケーションの糸口にもなりました。

キャッチコピーは、本人のためにも店舗のためにも、メリットだらけだったのです。

キャッチコピーをつけることは、スタッフの数がどんなに増えてきても私が自ら行っています。ぴったりの言葉でないと意味がないので、時間がかかってもその人のことをしっかり観察し、周りのメンバーからも話を聞くなどして、的確な言葉が浮かぶまでは急いで適当につけるようなことはしません。

今本書を読んでくださっている方にも、第三者に「私のよいところや特徴って何だと思う？」「私にキャッチコピーをつけるとしたらどんな言葉？」というように、聞いてみてほしいのです。友人、きょうだい、同僚など、誰でも構いません。

そうすると、自分では思いもよらない特徴が挙がって新たな発見になるかもしれませんし、自分では気づいていなかった得意なことが見つかるかもしれません。

自分にはこんな〝輝きポイント〟がある、こういうことができると気づけると、他の人と比べる気持ちや、自分を卑下するような気持ちが自然と減っていきます。

そうすると自信が生まれていき、表情に明るさや力が宿ることで、内側からどんどん輝き出すのです。

それが「**根本からきれいになる**」ということだと思います。

他人からの分析を〝素直に〟聞ける人はきれいになれる

第三者の視点を聞いてみることは、自分の〝輝きポイント〟を知るために重要なのですが、そのときもうひとつ大切なことがあります。

それは、言われた内容を〝素直に受け入れる気持ち〟です。

もしかしたら、自分ではまったく思っていないような特徴が挙がることがあるかもしれません。また一方で、自分にとって嬉しくないような指摘をされることがあるかもしれません。

そのときに、**まず一度素直に受け入れられるかどうか**は大切です。

瞬間的に「違う」と感じたとしても、その人にはあなたのことがそう見えているのだということですから、「そうなのかな?」とまず一度は受け入れてみてください。

それを素直に聞けない人は、きれいになることから遠ざかると思います。

そういうときに、「いやでも、私はこうなので……」とまず否定の言葉で返してしまうということは、自分の〝輝きポイント〟を自覚するチャンスを逃していることになりますし、よりよい方向へ変わるきっかけを逃していることにもなるからです。

我が社では年に1度、同じ店舗で働く他のスタッフについての考察「他者パーソナリティシート」を書いてもらっています。

これは、評価のために行っているのではなく、周りのスタッフから自分自身はどのように見えているのかを知り、同時に自分自身が一緒に働く仲間を、自分はどれくらい見ることができているかを振り返る狙いがあります。つまり、**皆が自分自身を、そして他人を、理解しようとする文化形成**を心がけているのです。

年齢を重ねてくると、ある程度「私ってこういう人」という自己分析が固まっていることが多いと思います。

ですが、改めて第三者の視点を聞いてみる、そしてその結果出てきた内容を、素直に受け入れてみると、(あなたは)さらに〝きれい〟になっていけるはずです。

自分を誰かと〝比較しない〟人は、ますます輝く

自分の〝輝きポイント〟を知るとよいことは他にもあります。

それは、**誰かと比較する気持ちがなくなること**です。

誰かと外見を比べて、「私はこういう顔じゃない」「こんなスタイルだったらいいのに……」と落ち込む。誰かのキャリアを見て、「こんなキャリアが築けていいな」とうらやむ。「どうせ私は○○さんのような仕事をすることはできないし」と卑下する。

そういう気持ちは、自分が〝きれい〟になるチャンスを、どんどん遠ざけるだけです。

不必要に自分を卑下していたら、自分を肯定することができず、自信も失っていく。それでは、内面から輝けるはずもありません。

確かに自分を他人と「比較しない」「『比べない』ということは、本当に難しいことです。

特に現代は、ＳＮＳなどで友人や他人のプライベートな情報を簡単に目にすることが可

能になってしまったがために、嫌でも自分と比べてしまい、昔なら起こらなかったはずの羨望《せんぼう》やねたみが生まれやすい状況です。

とはいえ、現代においてはそれをゼロにはできないので、そういうものがある中で、どうすれば他人と比較しないで、自分を認めていくことができるのでしょうか。

そのために最もよいと思うのは、自分の強みやよいところ、優れている点、つまり、自分の〝輝きポイント〟を知ることです。

自分の〝輝きポイント〟を把握し、仕事やプライベートが充実していて、目の前のことに集中できていれば、一つひとつを比較して落ち込むことはないはずです。

これが、「比較してしまう」という気持ちに対する、最もよい対処法です。

指名制度をなくすことで、比較から解放された

我が社では、スタッフ間で不毛な比較が生まれないような体制を考えました。

ご存じの通り美容院では、指名制という制度があります。店舗の中では、より多くのお客様の指名を取ったスタッフが評価されます。

つまり、スタッフ同士を比較し、常に競争させようとしているのです。

我が社のスタッフでも、前職の美容師時代には、「指名競争に勝たないと……」と常に焦りがあり、ノルマを達成できないという強いプレッシャーを感じていた人が何人もいます。

また当然、指名の多い人、少ない人の間で関係がギスギスするなど、ねたみの気持ちも生まれやすいそうです。そういったスタッフ間の関係性の悪さというのは、必ずお客様に伝わってしまいます。

そういった話をいろいろと聞いたこともあり、ヘッドコンシェルジュの店舗では、**お客様からの指名制度を設けない**ことにしました。

これは、担当者個人ではなく、〝ヘッドコンシェルジュというサービスそのもの〟をお客様に好きになってもらいたい、という理由がひとつ。

そしてもうひとつの理由は、スタッフ間で不必要な比較の気持ちを生まないためです。

実際、指名制度が存在していないことで、コンシェルジュたちは「お店のために頑張ろう！」「ヘッドコンシェルジュというサービスを好きになってもらおう！」という気持ちが強くなり、**各店舗の結束力は高まりました**。

また、スタッフの能力を総合的に評価する制度はありますが、店長、副店長、エリアマネージャー、というような役職は設けていません。

ですから、スタッフ同士の関係は上司と部下という関係性にはならず、基本的にフラットで、意見も自由に言いやすい環境となっています。

そういう体制をつくったことで、誰かが昇進してねたまれる、同僚と比べて自分を卑下する、といったことが起きず、「比較しない」ことに大きく役立っています。

また、リーダーに向いていない人が店長になって苦しむというようなこともなく、皆が自分の〝輝きポイント〟を活かし、その人に合わない無理なことをせずに働き続けることができるので、それぞれがますますきれいになっていくのです。

ストレスなくできている行動こそ、自分の強み

自分の〝輝きポイント〟を知るために役立つもうひとつの方法があります。

それは、「自分がストレスなくできることってなんだろう？」と考えてみることです。

例えば会社で「あなたのやりたいことはなんですか？」と聞かれたときに、「コレです」とバシッとひとつ明確に答えられる人ばかりではないと思います。

また、ご紹介した「特性タイプ分析法」のようなテストや適正検査のようなアンケートに答えるとき、スラスラと迷わずに答えられる人もいますが、「うーん、私はどうだろう……？」と、すぐには回答を決められない、自分の得意・不得意がすぐにはわからない、という人もいると思います。

そういう場合は、自分に「**何をしているときなら一番ストレスがないのか？**」と聞いてみましょう。何をしているときが、ストレスを感じず無心になれているか。

それが「あなたの得意なこと」「向いていること」の特性なのです。

仕事を始めてみて、初めてそれがわかることもあります。

例えばスタッフの中に、現在はＳＮＳの動画編集作業を一任している人がいます。

接客と施術も行いますが、空き時間を使って動画の編集をしています。

彼女も入社後は既定の時間の施術の研修を受け、３年間店舗で施術を行っていました。

研修の最後は、必ず私が施術を受けて確認もします。ですから技術が他の人より劣っている、というようなことはありません。

しかしよく見ていると、大勢のチームの中にいると何かうまくハマっていない、何かイキイキとしていない、という印象を受けていました。

そこで丁寧にコミュニケーションを取り、何がハマっていないのか、彼女がストレスを感じない瞬間は何をしているときなのか？　などを掘り下げていったところ、彼女は実はひとりで黙々と作業をすることが好きだということがわかりました。

動画編集といった細かい作業は一見大変そうに感じてしまうのですが、彼女はそういう作業をしているときが「一番楽しいのです」ということだったのです。

それがわかったので、彼女が空き時間にそういう作業をしていてもスタッフ間のバランスが崩れたりしない店舗に配属し、施術は行いながら、自分で空き時間を見つけて動画の編集を引き受けてもらうことにしました。

すると彼女は明らかにイキイキしてきて、以前よりさらに輝きを増したのです。

ですから我が社のヘッドコンシェルジュのスタッフは、**それぞれの特性、強みに合った働き方ができている、やりがいがある、というのが、全員がきれいになっていく理由のひ**

とつだと思います。

また会社としても、動画の編集という手間のかかる作業を、得意でない人に無理やり押しつけるようなことがなく行ってもらえるので、メリットばかりでした。

自分の〝輝きポイント〟がよくわからない、という人は、自分がストレスなくできること、「楽しい」と没頭できることはなんだろう？　と探してみてください。

仕事が充実するとプライベートも充実し、ますますきれいに

我が社のヘッドコンシェルジュのスタッフたちを見ていると、内面から輝き出すためには、**自分の仕事がとても好きで充実していることもとても大切**だということがわかります。

本人の特性が極力生きるように配属などを考えているので、仕事を続けていると自信がついてきます。それが続くと、役割や求められているもののレベルも上がってくるので、よりやりがいや充実度が高まってくるのでしょう。

ですから入社前よりも、どんどん輝きが増してきれいになっていくのです。

そういう意味で、仮に仕事をしていないとしても、自分の生活が充実している人は輝い

ていると思います。

またスタッフたちを見ていると、仕事が充実しているとそれにともなって、プライベートと両方が輝き出すのではないか、ということも感じます。

仕事とプライベートを分ける方がよい、という論調もありますね。

ですが私は、変にそう意識しすぎる必要はなく、もっとナチュラルな状態でいればよいのではないかと考えています。

私もそうですが、休日に仕事のことがフッと浮かぶことはあるでしょう。

それを「今はプライベートだから考えちゃダメだ！」と強制的に止める、というような分け方はしなくてよいのではないか、と思うのです。

ヘッドコンシェルジュのスタッフたちの場合は、仕事の中身が健康や美容にまつわる内容なので、結局は自分の体と自分の生活にも大きく関わってくるのです。

ですから、休日につくった料理や行った運動、顔やボディのケアなどが自然と仕事につながることが多くあります。

また、登山や神社巡りといった、個人的に行っていた趣味を、お店のＹｏｕＴｕｂｅ動画で紹介している人もいます。

プライベートも仕事に活かせるという感覚で、ふたつの間にハッキリとした垣根を設けていないスタッフが多く、皆さんそうやって実践し、輝いています。

そして彼女たちは当然、休日がない、休めていない、というわけではありません。

プライベートの時間を趣味に使えさえすれば、仕事の内容が特に好きでなくてもいい、という人もいるかもしれません。

しかし、多くの人が、1日のうち3分の1以上を仕事に費やすのですから、その仕事を好きで、やりがいを感じられるかどうかはとても大切です。

仮に今の仕事の内容が一番好きなことではなかったとしても、今の環境の中であなたがストレスを感じずにできることがあるかどうか、探してみてください。

また、どうしてもあなたの〝輝きポイント〟が活きていない環境なのであれば、環境を変えることを考えてみるのもアリだと思うのです。

ヘッドコンシェルジュたちのイキイキと働く姿を見ていると、仕事での充実がプライベートの充実と連動し、〝きれい〟につながっていく……。

私はそう確信しています。

頭へのアプローチから、全身に〝健康〟と〝きれい〟を

今度は、「きれいになる」ために必要な内側へのアプローチの、もうひとつの大きな柱、頭から行う体全体の健康へのアプローチについてお話しします。

ヘッドコンシェルジュの根幹である、頭皮へのツボ押しと、首・肩・デコルテへのマッサージの施術は、美容面の効果の前にまず、全身を健康に導くためのものです。

なぜなら〝きれい〟とは、体の健康という土台がまずあって、そこから生まれてくるものだと信じているからです。

15分のヘッドスパは、1時間の全身マッサージと同じくらいの効果があります。

これは、私が初めてＮａｍｉさんの施術を受けたときの衝撃と、効果を実感、体感し、確信したことです。

その当時私は、前職で海外出張に出かけることが多く、飛行機での移動で常に疲れが溜まっていて、頻繁に全身マッサージや足ツボマッサージに行っていました。

どれも受けているときは気持ちよく、症状も一時的に軽くなることはあるものの、根本的に改善したと実感したことはありませんでした。

そんな中で出張帰りに、当時まだ美容室で働いていたＮａｍｉさんのヘッドスパを受ける機会があったのです。

普通の美容室ですから個室などではなく、何台か並んでいるシャンプー台のひとつで受けたのですが、その技術の素晴らしさと気持ちよさに衝撃を受けました。

指先のタッチは繊細なのに、的確に頭のツボを捉えて力強く押され、一応体験と思って行っていたので、初めは「寝ないぞ」と思っていたのですが、何度か完全に寝落ちてしまいました。

さらに衝撃だったのは、終了後です。

その時は、全部で30分程度受けただけなのですが、体全体と足取りがめちゃくちゃ軽く、度重なる出張で溜まっていたはずの疲れは吹き飛んでいました。

目の疲れも取れ、視界がクリアになった感覚もあり、心なしですが鏡を見ると顔色もよくなっていました。

それまでにも、肩がこっているから肩のマッサージへ、足が疲れているときは足ツボに、とマッサージやツボ押しを受けていたのですが、**終了後にここまでハッキリと体が軽く、スッキリしたことはなかった**のです。

また、そのスッキリして軽くなった状態が数日間持続していたので、「(短時間)頭を触られて、ちょっと寝落ちしただけなのに、この軽さはどういうことなのか!?」と、本当に驚きました。今もそのときの感触をハッキリと思い出せます。

そのときは、頭と全身のつながりの詳細などについてはまだ知りませんでしたが、自分の体で効果をハッキリと実感したことで、「**コレは体を内側から根本的に健康に導いてくれる素晴らしい技術だから、ぜひ広めていきたい**」と考え、事業として立ち上げることにしたのです。

質のよい睡眠が得られれば、自然にきれいになっていく

頭のツボ押しや体上部のマッサージから得られる効果はいくつもあるのですが、その中でも健康ときれいにつながる最も大きくて大切な効果は、**自律神経を整える**こと。そして

自律神経が整った結果、質のよい睡眠がとりやすくなることです。

ご存じの方も多いと思いますが、自律神経には交感神経と副交感神経があります。副交感神経が優位になると、体もメンタル面もリラックスした状態になり、入眠しやすく、また質のよい眠りを得やすくなります。

そして当然と言えば当然のことですが、健康にも美容にも、質のよい睡眠はとても大切です。

睡眠にまつわる具体的な効果などは、第2章でも詳しくご紹介しますが、多くの方が睡眠に何かしらの悩みを持っていたり、自分の睡眠の質が悪いと感じていたりします。

ヘッドコンシェルジュでの施術を受けると、睡眠の質が劇的に向上します。

これはお客様からはもちろん、私自身も実感していますし、ヘッドコンシェルジュたちも実感している効果です。

質のよい睡眠をとることは、日中の活動を元気にし、仕事のパフォーマンスを上げて集中しやすくするなど、よい効果しかありません。

また、夜きちんと眠ることで、肌も髪も、体の中も、傷んだ部分が修復され、新しく元気な細胞をつくることができます。

寝不足が続くと、便秘しやすくなる、太りやすくなるなど、健康面でも美容面でもトラブルのリスクが大きくなりますし、長期間放っておけば免疫力が下がり、メンタル面の不調を呼ぶ可能性も大きくなっていきます。

化粧品やサプリメントに勝るとも言える、健康と美容のための要は**「質のよい睡眠」**です。

それこそが、女性を体の内側から本当に輝かせ、本来持っている美しさを引き出すためのカギなのです。

国民病の首・肩こりも解消

睡眠にまつわる効果以外にも、健康ときれいにつながる効果がいろいろとあります。

ヘッドコンシェルジュでは来店時にカウンセリングをし、今の体のお悩みを伺っているのですが、お悩みのベスト3を出してみると、次のようなものです。

1位　首・肩こり
2位　眼精疲労
3位　睡眠にまつわるお悩み

ヘッドコンシェルジュのメニューは施術の中にシャンプーとトリートメントがあり、髪の毛のケアも含む施術ですが、首こりや肩こりは髪の毛のお悩みの数を超えるほど、ほとんどのお客様が訴えます。もはや国民病と言えるでしょう。

そして施術後は、皆さん「こりが治まりラクになった」「張りが取れた」といった効果を感じられるのです。

ヘッドコンシェルジュの施術では、深層筋アプローチと呼ばれる手技で頭のツボをしっかり捉えます。

頭には、体の各部位とつながっているツボが50以上あると言われます。悩みを抱えている部位に通じるツボを重点的に刺激することで、多くの方が悩んでいる「首・肩こり」や

「眼精疲労」などを解消に導けるのです。

また頭部のツボ押しだけでなく、首から肩にかけて、首から肩甲骨へのマッサージ、そしてデコルテもマッサージするのですが、体の上部のみのケアなのに、全身の血行とリンパの流れが促進されるので、施術中に体が温まってきたり、張っていた部分がやわらかくなったりしていきます。

そして終了後には、「首や肩がラクになって頭がスッキリしている」「視界がパッと開いたようにクリアに見える」、といった効果を実感できるのです。

特に、「疲れやだるさが消えた」「スッキリ元気になった」という、私自身も実感した疲労回復効果には、目を見張るものがあると自負しています。

血流アップは薄毛対策にも……男性ファンも増加中

お客様のお悩みの中には、「薄毛の対策をしたい」「白髪やパサつきが気になる」「産後の抜け毛が多い」といった〝**髪の毛自体のお悩み**〟もあります。

ヘッドコンシェルジュのスタッフたちは全員美容師免許を持つ髪のプロでもあるので、

そういった〝髪の毛の悩み〟にも、施術で可能な範囲の対応をしたり、セルフケアでどんな点を注意すればよいかなど、相談に乗ったりすることができるのです。

基本的に血流が悪くなると抜け毛が増えるので、**頭のツボを刺激してこりをほぐし、血流を促すことは男女問わず有効な薄毛対策**になります。

また、頭皮の毛穴の汚れをしっかり取り去り、頭皮の土台を整えていくので、定期的に続けていくと髪質自体もよくなっていきます。

髪にハリ、コシが出て、立ち上がりがよくなる、質感がサラサラになる、しなやかで扱いやすい髪になるといった効果を、私自身もスタッフも実感しています。

「ちょっと薄かった部分にしっかりした産毛が生えてきた」という方もいます。

我が社の施術は男女問わず有効ですし、実際ヘッドコンシェルジュのお客様の男女比率は、どの店舗でも大体女性7：男性3くらいの割合です。

スタート時は女性9：男性1と、女性のお客様の方が圧倒的に多かったのですが、施術を受けたスポーツ選手の男性などから口コミでその効果や気持ちよさが伝わり、少しずつ男性のお客様も増えてきました。髪に悩みのある方や、疲れが激しい会社帰りのサラリーマンのお客様などもいらっしゃいます。

ちなみに、極論を言えばスキンヘッドの方だとしても、髪の毛のためではなくても、頭全体のこりをほぐして血流を促すことは健康のために有効です。

目に見えて顔全体のリフトアップも！

さらにもうひとつの嬉しい効果は、顔全体のリフトアップです。

これも多くのお客様が、施術後に実感される効果です。

なぜ顔を触る施術ではないのに、顔のリフトアップがかなうのかといえば、私たちは普段つい忘れがちなのですが、頭皮と顔は一枚の皮膚でつながっているからです。

首こりや肩こり、眼精疲労に悩んでいる方は、頭の中でも特に後頭部や首の後ろの筋肉、首の前側の胸鎖乳突筋《きょうさにゅうとつきん》などが硬く固まっています。

さらに、いわゆる〝前肩〟になっていることが多く、そのために背中が丸まり、体の後ろ側やサイドの筋肉や脂肪が体の前側に流れ、前側は全体が縮んで下がってしまいます。

当然顔全体の筋肉も前方に流れやすく、さらに下がってたるんでしまうのです。

現代人はどうしてもスマホやＰＣを見ている姿勢が長いため、専門的にスポーツやストレッチをしているような方以外は、ほとんどの皆さんが多かれ少なかれ、顔がたるんでいるといってもいいでしょう。

しかし、ヘッドコンシェルジュの施術で頭、首、肩、デコルテなどの張りが取れてやわらかくほぐされ、胸が開き、首や肩、顔の筋肉が本来の位置に戻ることで、顔全体もリフトアップがかなうのです。

数多くのお客様から「顔が上がった感じがする」「フェイスラインがスッキリした」「顔がシュッとした」などの嬉しい感想をいただきますし、「首が伸びた感じがする」「首の可動域が広がった感じでラクになった」「首周りがほぐれた」などの声も多くいただきます。

●自律神経が整うことによる睡眠の質の向上

●首・肩のこりや張りの軽減

●眼精疲労の軽減
●体の疲れの回復
●髪の質の向上
●顔のリフトアップ

頭部と体の上部のみへのアプローチで、こういった効果が望めるので、ヘッドコンシェルジュの施術は、健康のためにも美容のためにも欠かせないケアだと確信しているのです。

誰かと比べなくても、女性には誰でも唯一無二の輝きがある

私はヘッドコンシェルジュ株式会社を立ち上げ、そこで働くスタッフの女性たちと密にコミュニケーションを取り、日々向き合ってきたなかで、「女性は誰もが、必ず輝ける」と確信するようになりました。

「きれいになりたい」と思ったとき、現在の世の中には、プチ整形や写真の加工など、スキンケアやメイク、ダイエットなどよりも短時間で、手軽に見た目を変えてくれる方法が

いろいろとあります。

そういうものも否定はしませんし、利用してはダメだとは言いません。

適度な加工ならしてもよいと思いますし、したくなる気持ちはわかります。

プチ整形や美容整形も、本人が納得して受け、結果的に自信がついて、メンタル面でも前向きになるなどの効果があるのであれば、よいのではないかと思っています。

ただ、どちらも「しないといられない」と依存するようになりやすいので、そのコントロールが難しいと思います。

また、世の中には、必ずいろいろな意見がある、ということは知っておいた方がいいでしょう。

加工や整形した顔を「いいじゃない」と言う人もいれば、「前の方がよかったのではない？」と言う人もいるでしょう。それはある意味当たり前なのです。

物事には必ず多面性があるので、ひとつの意見だけになるということはないのです。

さらに、加工や整形に執着しすぎてしまう人がいる場合、やはりそれまでの間で自分に自信を持てる場面が少なかったのかもしれない、とも思います。

それは本人のやる気や努力ではなく、親御さんが子どもをほめるなどの形で、自信がつくことを何度も言ってくれるような環境が必要なのかもしれません。

だからこそ、すでにある程度大人になっている方は、自分のよいところ、特性、〝輝きポイント〟を知ることが有効なのです。

自分のよいところを理解し、把握して、それをできるだけ活かせることを考える。

そうやって仕事をしていれば、自分に自信がつきやすいはずです。

またその〝輝きポイント〟に気づき、伸ばしてくれる人もいるかもしれません。

自分の〝輝きポイント〟を知り、それぞれの個性を発揮してイキイキと働いていると、その姿は誰かの憧れになることもあります。

我が社のヘッドコンシェルジュたちは、美容師免許を持っているという共通点はありますが、そこ以外は本当にバラバラでいろいろなタイプがいます。

既婚者もいれば独身者もいて、シングルマザーもいます。

スペシャリスト要素が極端に強い人もいれば、バックタイプで輝きを発揮している人もいます。

前述のように、入社してから接客と施術を覚えた後に、動画編集を請け負っている女性もいますし、ひとつの店舗に長期間所属するのではなく、いろいろな店舗を回るというフリーな働き方の女性もいます。

また、一度体調を崩し、改善してからは裏方の仕事を主に行っている女性もいます。

そのように働き方のバリエーションが多くなっているのは、私が彼女たちの個性、〝輝きポイント〟をどうすれば最大限に活かして働けるかを、その都度考え、本人と相談しながら決めてきたからなのですが、その結果、新しく入ってきたスタッフが憧れられるようなモデルケースが、たくさんできています。

以前美容室で働いていたけれど辞めて、新たに我が社に入ってきた人が、「自分と近い境遇、環境の人でも、こんなに輝いて働けるのか」と、視野が広がるような環境をつくれていると思います。

またヘッドコンシェルジュたちを通して〝きれい〟にはいろいろな〝きれい〟があって、ひとつじゃない」ということも伝えられていると思います。

ですからこの本を読んでくださっている方にも、まずそれぞれの〝輝きポイント〟を見つけ、ぜひそれを活かすことを考えてみてほしいのです。

第2章

輝いている女性は毎日何をやっているのか？

きれいも健康も、まずは質のよい睡眠から

皆さんは、毎日どのくらい寝ていますか？

また、眠りにつくのは何時頃でしょうか？

（繰り返しになりますが）質のよい睡眠は、健康のためにも美容のためにも欠かせません。

膨大な数の化粧品やエステサロンなどでの施術、美容クリニックでの施術などがありますが、私は根本的な〝きれい〟を手に入れるためには、睡眠と食事に勝るものはないと思っています。

そのためヘッドコンシェルジュの施術も、美容の前に健康にフォーカスし、また施術によって副交感神経を優位に導くことで、質のよい睡眠が得られることを大きな目的にしています。

しかし、最近では広く知られつつあることですが、日本人の睡眠時間は、先進国の中で最低レベルです。ブレインスリープ社が行っている睡眠に関する２０２３年の調査では、日本人の平均睡眠時間は6時間43分だそうです。

時間が短めな点も気になりますが、さらに睡眠の質についての質問には、「悪い」「非常に悪い」という回答が半数近くを占めていました。

ヘッドコンシェルジュのお客様の中にも、「寝つきが悪い」「途中で何度も起きてしまう」「夢が多く、起きたときにも疲労感がある」といった、睡眠障害に近い方が多くいらっしゃいます。

睡眠不足と質の悪い睡眠は、もはや国民病といってもよいでしょう。

「よく眠れる」「眠りにつきやすくなる」といったドリンクやサプリメントが注目を集めるのも、それだけ多くの人が睡眠に悩んでいるからだと思います。

それだけ悩んでいるはずなのですが、ではよい睡眠のために何か具体的な行動を起こしているかというと、そういう人は多くはなく、全体的には睡眠に対しての意識は低い気がします。

睡眠時間は経済効果と密接に関係していると言われていますし、実際「よく眠れたな」という日は、仕事のパフォーマンスが高い、と実感される人も多いのではないでしょうか。

少なくとも、「きれいになりたい」という気持ちがある方は、もっと**睡眠時間と睡眠の**

質に目を向けてほしいのです。

ヘッドコンシェルジュの施術で睡眠の質が上がる

頭を徹底的にほぐして副交感神経を優位にし、ツボを刺激することで眼精疲労や首こり、肩こりをやわらげ、体全体にアプローチするヘッドコンシェルジュの施術は、睡眠の質を劇的に変えてくれます。

施術の内容はもちろんですが、施術を行う時間自体も自然にリラックスできるよう、部屋の照明や香りなどで五感にアプローチするように考え抜いています。

また、施術に入る前のカウンセリングの中で、施術中「ゆっくり休みたい」「適度に会話をしたい」「会話を楽しみたい」といった希望を伺います。

「ゆっくり休みたい」という方の場合は、ヘッドコンシェルジュも必要なこと以外は話しかけないので、ほとんどのお客様が施術中に寝落ちされます。

ほんの短時間ですが集中してパタッと眠ることで、終了後には頭も目もスッキリし、疲労が回復していると感じられるのです。

「自宅でするより、質のよい昼寝ができた」と喜んでいただけています。

そして施術直後だけでなく、

「普段は布団に入ってから30分くらいは寝つけないのですが、施術を受けた日は10分程度ですぐに眠れました」「寝つきもよかったし、起きたときのスッキリ感がいつもよりずっとよかったです」「施術の日から、いい睡眠が1週間くらい続きました」など、睡眠の悩みを抱えていらっしゃる方から、効果を実感したという感想を多くいただきます。

私自身も、初めてNａｍｉさんの施術を受けた日の寝つきはとてもよかったですし、研修も含めて、定期的にヘッドコンシェルジュの施術を受けているため、ここ数年「眠れない」「睡眠不足が続く」といった、睡眠にまつわる悩みはまったくありません。

そのような理由から、**ヘッドコンシェルジュの施術で睡眠の質を上げ、お客様の健康の手助けをしている**と自負しているのです。

質のよい睡眠のために、できることはいろいろある

当社のヘッドコンシェルジュたちも、定期的に施術を受けているので、睡眠障害のような睡眠の悩みを抱えているスタッフはいません。

とはいえ彼女たちも、店舗での施術以外にも、質のよい睡眠をとるためにいろいろと工夫をしています。何人かの例を挙げてみましょう。

「睡眠に関わるホルモン、メラトニンの素をつくる〝トリプトファン〟を摂るために、朝は必ず牛乳を飲みます。夜は落ち着く香りのお香をたきます」

（Ｎａｍｉさん）

「我が家では遮光カーテンを使わず、レースカーテンのみにしているので、外が明るくなってくると自然に目が覚めます。それが体に合っているようで、アラームで切るよりも目覚めがよいです。照明は間接照明のみで、夜は自然と眠気がやってきます」

（小向さん）

「リラックスできる方法は人によって違うので、交感神経のスイッチをオフにして副交感神経を優位にするための方法を、いくつか持っておくとよいと思います。私自身は、友達と電話で話す、好きなものを飲みながら映画を見る、などをしています」（鈴木さん）

「夜更かししがちでしたが、体調を崩した際にたっぷり睡眠をとったら、日中の疲労度が全然違ったので、頑張って1時までに寝るようにしています。12時30分までに寝るのが最終目標です」（稲穂さん）

など、それぞれが自分に合った方法を探し、実践しています。

この〝**睡眠を重視する生活を続けている**〟ことが、彼女たちのきれいの一部をつくっていることは間違いありません。

大みそかでも「23時就寝」を崩しません

実は私自身も、普段の生活習慣は人から見るとストイックと言われるような生活をしています。

まず、毎日基本的には23時までに寝ます。夜更かしや徹夜は一切しません。仕事関連の会食など、夜遅くなる予定が入る場合もありますが、そういう日以外は基本的に22時半にはベッドに入ります。

これは大みそかでも元旦も同じです。そう言うと驚かれるのですが、私にとっては通常のリズムを崩さないことが大切なので、そんなに不思議なことではありません。

そして朝は6時に起きます。これも季節や予定によって多少の前後はありますが、大きくは変わりません。

起きたら2時間程度調べものや勉強をし、その間に体が起きてくるのでストレッチとジョギングをします。体を動かした後、ブランチを食べます。お昼以降は店舗に行きますし、人と会うなどの仕事をします。これがルーティンです。これが通常のリズムになっているので決して無理しているわけではありません。

何よりも優先しているのは、「**1日のリズムをできるだけ毎日同じにして、安定させること**」です。

寝る時間、起きる時間が日によってバラバラ、という状態が健康にとってとてもよくないので、できるだけ崩れないように心がけています。

「そこまで徹底しているということは、寝るときの照明やパジャマにも細かく気を遣っているのでは？」と聞かれることもありますが、照明や着るものはそこまでこだわっていません。

強いて言えば、真夏にエアコンを使うとき、エアコンの風が直撃しないよう、隣の部屋のエアコンをつけ、寝室の扉を開け間接空調で寝るようにしているくらいです。

特別な遮光カーテンも使っていませんが、スマホのアラームや目覚まし時計を使わなくても、外が明るくなってくると、ある程度決まった時間に自然に目が覚めるのです。

しかも起きたときに、「今6時5分くらいかな」と思ったらだいたい当たっています。誤差があっても2～3分程度です。明るさの具合とお腹の空き具合で、だいたいわかるのです。毎日同じ時間に寝て起きることを繰り返していたら、そのくらい体内時計が正確になってきたのです。

もう何年もこの生活をしていますが、眠れなくて悩むことも途中で起きることもなく、ほとんど風邪もひかず、幸いにもコロナにもかからず、健康に毎日を過ごせています。ちなみにお通じも毎日ほぼ同じ時間にあります（笑）。

安定した生活リズムで自律神経が整い、質のよい睡眠につながる

自分の体で日々検証していることもあり、1日のリズムを安定させることは健康の要になりますし、質のよい睡眠のためにも重要だと実感しています。

ですから私は、たまに会食などで遅くなり、寝る時間が普段より遅くなった場合でも、翌朝はいつもと同じ6時、遅くても7時には起きます。

当然その日の睡眠時間は一時的に減りますが、少し眠くても起きる時間はずらさず、**1日のサイクルを崩さない**ことを重視しています。

そうすると、夜23時に眠るリズムにすぐ戻ります。

睡眠にまつわる諸説の中で、スマホやPCのブルーライトは脳を刺激して覚醒させてしまうから、寝る直前まで見るのはよくない、という説がありますね。

もちろんベッドの中で延々と見ているのはよくないとは思いますが、直前に何かを最終確認して、その後は置いて眠る、くらいの使い方であれば、私はそんなに神経質にならな

くてもよいと思っています。

実際スタッフたちに聞いてみても、寝る直前までスマホを見ていることもあるけれど、自然に眠くなってすぐ寝てしまう、という人が多かったです。

私もスマホを触っていることもありますが、やめられなくて目が冴えてしまうというよりも、眠気が先に勝ってパタッと寝てしまいます。

睡眠により大きく影響するのは、ブルーライトよりも1日のリズムなのです。

自分の経験も含めて実感しているのは、人間の体の条件反射を利用すれば、質のよい睡眠をとりやすくなる、ということです。

今現在睡眠について悩んでいる方は、ベルが鳴ると唾液が出るというパブロフの犬のように、何かをしたら眠くなるという自分用のスイッチ、トリガーとなるものを見つけられると、眠りにつきやすくなると思います。

そのスイッチの最たるものが、寝る時間と起きる時間を毎日一定にすることです。

もちろん昼夜逆転ではなく、早朝でなくてもよいですが、朝起きることが大前提です。

寝る時間と起きる時間を一定にすることは、自律神経を整えるための方法として、すぐに取り掛かれて薬のような副作用もない、とても有効な方法です。

自律神経が整っていれば、日中は交感神経が優位に、夕方頃からは副交感神経が優位に、というリズムが出てくるので、夜は自然と眠くなるのです。

ヘッドコンシェルジュの施術は、副交感神経が優位になってリラックスしやすいよう考えられているので、施術を受けた方からの「眠りが安定しました」という声が多いのです。

今、睡眠について悩みがある方は、寝る時間と起きる時間を安定させること以外にも、**自分なりのスイッチ**を探してみてほしいと思います。

例えばですが、

●寝るときに着るものを決めて、それを着たら眠る気分になるようにする
●自分が落ち着く気分になれる好きな香りのルームスプレーを使う、アロマやお香をたくなど、その香りをかぐと体が「眠る時間だ」と感じるようにする
●日中、ひと駅分だけウォーキングをする
●帰宅したら間接照明だけにする

「コレをすると寝つきやすい」「昼間こうしたらよく眠れた」という自分なりのスイッチ、

トリガーを、順番に試して検証、試して検証、を繰り返してみましょう。

もちろん職業によっては、早番・遅番など勤務時間帯の違いが発生するものもあります。ヘッドコンシェルジュもそうです。ヘッドコンシェルジュでは早番なら早番が続く。必ずお休みの日を挟んで、勤務時間帯を変更する。こうすることで生活リズムをつくりやすい働き方になるように心がけています。

やはり睡眠を中心にして、生活リズムを安定させることが、最も健康と美容に効果的だということは、覚えておいてください。

社内では「毎日湯船に浸かりましょう」が合言葉

我が社ではスタッフたちに、「毎日湯船に浸かって入浴しましょう」ということを周知させています。

一般的には、体の深部の体温が下がっていくときに眠りに入ると言われています。

湯船で一度体が温まると、その2〜3時間後に自然に深部体温が下がってきて、眠りにつきやすくなります。

そのような理由から、**眠る数時間前くらいにお風呂に入り、シャワーですませるのではなく、湯船にきちんと浸かって体を温める**ことを強く勧めています。

規則ではありませんが、シャワーですませている人には「湯船に入りましょう」と促し、会社の文化のひとつとして推奨していて、私自身もそうしています。

健康と睡眠を重要視しているからこそ、とても大切にしています。

また、ヘッドコンシェルジュの施術はかなり腕を使うため、スタッフたちは常に腕が張り気味です。

アスリートと同様に、張ったらほぐさないと疲労が蓄積していくので、毎日湯船に浸かって温め、腕をほぐすように、という意味でも勧めているのです。

スタッフたちもそれをよくわかっているので、基本的に毎日入浴しているようです。

「湯船に浸かるために、映画を見たり本を読んだりしながら、長湯を心がけています。そうしないとカラスの行水並みに早くなってしまうので」

（小向さん）

「リラックスしたいときや、ストレスを感じた日は、好きなヒノキの香りの入浴剤を入れて入ります。さらにお風呂場の電気を消し、洗面台の鏡の電気だけにして浸かっていると、より自分の気持ちと向き合える感じがします。気持ちが落ち着きますし、むくみも取れて一石二鳥です」

（佐竹さん）

など、必ずしも長湯が得意でなくても、一定時間湯船に浸かれるよう工夫しています。だからこそ、睡眠障害に悩むスタッフがいないのです。

「これならできる！」というルーティンを続けてみよう

私の1日のルーティンを読んで、「ストイックすぎるから私には無理」と感じる方もいらっしゃるかもしれません。

確かに私の生活パターンはちょっと極端に感じられると思いますし、それを完璧にすべて真似してください、というわけではありません。

「ルーティン」という言葉を聞くと、窮屈に感じるかもしれませんが、一流のスポーツ選手のルーティンを考えてみるとわかるように、体調も心も常に健康な状態を維持するために自分のルーティンを決めて続けているのです。

スタッフたちにも、「私と全部同じことをする必要はないです。ひとつでも取り入れられるポイントがあれば取り入れてみてください」と伝えています。

やはり彼女たちヘッドコンシェルジュには、健康のプロであってほしいと思っているからです。

私の睡眠の習慣を知って真似をしたスタッフは、短期間で体調がよくなって驚いていました。その彼女を見て他のスタッフもどんどん取り組むようになりました。

睡眠が改善されると肌も髪も輝きを増しますし、毎日疲労が蓄積せず体調がよいので、表情や目も輝いてきます。

そのような現実を目の当たりにしているので、この本を読んでくださっている方も、睡眠の悩みを抱えていたり、もっと心も体も内側からきれいになりたいと思ったりしているなら、寝る、食べる、運動する、仕事や家事をする、といった1日の行動の中で、**まずは**

何かひとつでよいので、ルーティンを決めて実行してみてほしいのです。

そして、それをまず3日間続ける。

3日できたら5日、1週間と続けてみてください。

寝る時間と起きる時間を決めることが、やはり最も効果がわかりやすく出ると思います。ですが、できなくてプレッシャーとなってしまい、ますます寝つきが悪くなったりすると本末転倒です。

その場合は例えば、帰宅時に一駅分だけ歩く、平日はシャワーだけだったのを2日に1回は湯船に浸かるようにする、寝る前にストレッチを15分やるようにするなど、寝る時間以外で質のよい睡眠につながるようなことから始めてみてください。

私も若い頃から23時就寝を行っていたわけではありません。特に学生のときは体力もありますし、当然今のように健康のことを真剣に考えてはいませんでした。

今行っている1日のルーティンも、「明日から全部をこうしよう!」と決めて突然始めたわけではなく、少しずつ増やしていったのです。

きっかけは、最初に入った会社の社長が、ある時「何かひとつ決めごとをするといい」という主旨の話をされたことです。

「〝朝必ず散歩をする〟など、なんでもいいからひとつ決めて、それを続けてみるのがよい」、という内容だったのですが、その話が個人的にとても印象深かったため、自分も何かひとつ決めてみようと思い考えました。

そのため、始業は9時半でしたが、月曜日だけは朝8時に出社しようと決めたのです。月曜だけはギリギリに着いてスタートするのではなく8時に行って準備をし、9時半には業務をスムーズにスタートできるようにする。

それだけを決めて、その会社にいる間はずっと守っていました。週の頭を気持ちよくスタートできるので効率がよくパフォーマンスも上がる、という実感がありました。

また、守るのはそのひとつだけ、という意識だったので、大きなプレッシャーにもならず続けやすかったのだと思います。

その後家具の会社に転職し、海外出張が多くなり、体調管理がより大事だと実感するようになったのです。

飛行機移動の疲れが激しいので、前述のようにマッサージや足ツボに行ったり、ジムやサウナにも定期的に通ったりするようになり、徐々に1日のルーティンを増やしていきました。

そういったルーティンはすべて、毎日健康な体を維持するため、体調管理のためです。

でもその入り口は、「**何かひとつ決めごとをして、それを続ける**」ことからでした。

ですから、まず何かひとつ決めて続けてみることを強くお勧めします。

季節を問わず、1日2リットルの水を飲む

今度は根本的な〝きれい〟を手に入れるためのもうひとつの要、食にまつわるポイントをお話しします。

私は毎日、**1日に2リットルの水**を飲みます。

1箱に9本入ったものをまとめて注文しているのですが、9日できれいに1箱が空くので、それで「もう9日が経ったのだ」と実感します。

決まった量の水を飲んでいる理由はいくつもあります。

私はコーヒーやお酒も飲みますが、それらの飲み物は利尿作用が高いので、水を飲むことできちんと水分補給する、という意味で飲んでいます。お酒などを薄める意味もあります。

また、ヘッドコンシェルジュたちは腕を酷使するため、水分が足らないと腱鞘炎になりやすくもなるので、その予防のためにも水を飲むことを推奨しています。

施術に集中しているとつい飲むことを忘れがちになってしまうので、店内にも「水を飲みましょう」と張り紙を貼っています。

私はジョギングなどもしているので、ケガの予防のためという意味でも水を飲むことを欠かさないようにしているのです。

水を飲むことを意識していると、必然的にそれ以外の添加物や糖分の多い飲みものを飲む頻度が減るので、結果的に美容面でもよいことばかりです。

実際スタッフたちは皆肌も髪もツヤツヤで、ヘルシーな美しさにあふれています。

最近、あまり水を飲まない子どもが増えているというニュースを目にしました。また大人でも、水を多く飲むことが苦手という人も結構います。

「味がないから」という理由が多いそうですが、水を飲まないということは健康や美容面でマイナスなだけでなく、最悪命に関わる事態にもなりえます。

水の味に慣れるという意味でも、毎日水を飲んでほしいと思います。

スタッフ発信で、健康と美容に意識の高い集団に！

我が社のヘッドコンシェルジュたちが皆それぞれに輝いてきれいになっていく大きな理由のひとつには、**食へのこだわり**があります。

我が社に入る前から食の知識が豊富で、こだわりが強いスタッフもいますが、全員が全員、初めからこだわっているわけではありません。

でも、会社全体で健康的な生活をしていきましょう、健康的なものを食べるようにしていきましょう、という雰囲気をつくり、あまり食にこだわりのないスタッフも、新しく入ってきたスタッフも、食での健康を意識しやすい環境にしています。

例えば、谷藤さんという料理が得意で知識も豊富なスタッフがいます。

彼女は必ずお弁当をつくってきます。また、ヨガをやっていたりして、健康と美容に関する知識が豊富なので、他のスタッフに教えていることも多い、美の先生的な役割をしているスタッフです。

あるとき彼女から自発的に「ヘッドコンシェルジュのYouTubeで、健康と美容につながる食についての動画配信をしたい」、という要望を受けました。

私は基本的に、健康と美容に関係している内容であれば、なんでも好きにやってよい、という考えなので、なぜやりたいのか、どんな内容のものか確認をして納得の上、OKを出しました。

そこで彼女が提案してきたのが、**「腸内環境を整えるお料理」**です。

動画の冒頭には、腸の環境を整えることでどんなよいことがあるのか、という説明があり、その後に料理のつくり方を紹介していくという、とてもわかりやすくよい動画になっていました。

彼女がその動画をつくることで、一般の方にも他のスタッフたちにもそのレシピを伝えることができます。

ちなみにその動画のメニューは、〝酢たまねぎ&酢キャベツ〟〝腸活煮込みハンバーグ〟〝甘酒を使ったパウンドケーキ〟など、バリエーションが豊かで美味しそうなメニューばかりです。

もうひとつ、彼女からの発案で始めたのが、**会社の福利厚生の一環としてサプリメントを導入**し、店舗内に置いておき、仕事の合間に摂ってもらう、ということです。

これは谷藤さんの、「お昼休憩に、カップラーメンを食べているスタッフのことが気になる」という声から実現しました。

そのスタッフにダイレクトに「そんなものを食べたらダメだよ！」と伝えてしまうと、角が立つでしょうし、強制しているように受け取られてしまうかもしれません。

そこで話しながらいろいろと考え、うちは組織として健康と美容に際立って意識が高い集団だ、ということを目指し、「そういうことに気を遣った方がいいのだ」と気づいてもらうようにしていこう、じゃあサプリメントを店舗に導入して支給しよう、ということになったのです。

サプリメントはスタッフの意見や要望を聞きながら、毎月種類を変えています。

例えばある月は「目の疲れが激しい」という声が多かったので、「ブルーベリー支給に変更になります」という連絡が全員用のLINEに流れていたり、店舗内に「ブルーベリーは1日20粒食べましょう」という張り紙が貼ってあったりもしました。

また場合によっては、食事のとりかたを注意されていることもあります。

サロンでの施術という仕事柄、昼間は通常のランチタイムのようにまとまった時間が取れないことが多いので、スタッフは皆施術の合間に少しずつ何かを食べます。

細かく分けて食べることは脂肪にも変わりにくく、ダイエットの面でもよいことなのですが、合間には何も食べずにお腹を空かせておいて、仕事が終わった後にガーンと大量に食べていたスタッフは、「夜のドカ食いはよくないよ」と注意されました。

新しく入ってきたスタッフの中には、「食事のとり方や、湯船に入りましょうね、なんて内容を会社から言われるなんて初めてです」と驚く人もいます。

しかし、**食事と睡眠をおろそかにしていたら、根本的な〝きれい〟は手に入りません。**

特にヘッドコンシェルジュで働くスタッフたちには、健康と美容のプロでいてもらいたい。そういう気持ちで、食へのこだわりをもってもらうように心がけています。

昼はローファット、夜はローカーボを意識

実は私自身にも、食べ方、食べ物の種類のこだわりがいろいろとあります。

基本的に1日2食で、朝と昼を兼用にしたようなブランチをストレッチやジョギング後の午前10時半くらいに食べ、夕食を6時頃に食べるのが基本です。

昼の食事はローファット、脂質少なめのメニューを意識します。うどんやサンドイッチなど炭水化物と野菜が多めのものが多いです。

夜の食事は、今度はローカーボ、炭水化物少なめのメニューにしています。

こう話すとまたストイックと思われがちなのですが、昼間に炭水化物はしっかり食べていますし、どちらも絶対にナシと厳しくしているわけでもありません。

どちらもなるべく少なくしましょう、ラーメンを食べたいなら昼間に食べましょう、というくらいのゆるさで続けています。

またスタッフたちと飲みに行ったり、人との会食があったりするときは、特に縛りは設けずに食べています。

ただそうやって基本の食べ方を決めておくと、体のリズムもつくりやすく、時々違う食べ方をしても体調も体重も元に戻しやすいという実感があります。好きなものを好きなように好きな時間に食べ続けると、やはり〝きれい〟は遠のいてしまうでしょう。

スタッフのひとり、小向さんは、一時期ビーガンの食事に興味を持ち、「どれだけ変わるのだろう？」と期待しながら実践したそうです。

初めは厳しく徹底して行い、途中からは魚介だけはOKにして続けていたところ、やはり肉も食べているときよりも消化がラクな実感があり、自分の体質に合っていると思ったそうです。

今も自宅では、豚肉や牛肉はあまり食べないそうです。

そうやって自分の体で検証してみると、どんな食べ方、食べ物が合う・合わない、何を食べると便通がいい、何を食べるとお腹を壊す、といった、自分の体の傾向やパターンを知ることができます。

この〝自分の体を知る〟ということが、食にこだわる上でとても大事なのだと思います。

誰かが勧めている食事法でも、自分の体に合わなければ意味がありません。

1日の中で食べるタイミングも、どのパターンが合うのかが、人によって違うので、私と同じ食べ方を全員に勧めたいというわけではありません。

皆さんそれぞれに検証を繰り返して、自分に合う食べ方、食べものの種類を見つけてはいかがでしょうか。

日焼けを恐れるよりもアクティブに活動を

我が社のヘッドコンシェルジュたちを見ていると、好きなことを思いっきりすることが、心身の健康に一番であり〝きれい〟への近道だなと実感します。

健康や美容にまつわることは、何かを制限したり抑制させたりする内容のものも多いと思いますが、〝我慢する〟のはいいことではありません。

我慢をしてストレスを溜め込む方が、よっぽど健康にも美容にも悪影響です。

例えば美容の世界では紫外線は悪とされていますが、アウトドアや外で行うスポーツが趣味なら、日焼けを恐れてやらないのではなく、日焼け止めをきちんと塗って行えばいいと思います。

本当はやりたいのに我慢している、という状態が最もよくないのです。

スタッフのひとり、鈴木さんは登山が趣味で、休日にはガンガン登山やキャンプに出掛けています。

私も一緒に行ったこともありますが、すぐに火をおこせたり、本格的なコーヒーを入れてくれたりと、スキルも高く、とても楽しんでいるのが伝わってきました。

本人によると、「過度にストレスを感じたときは、趣味の登山に出掛けて精神を安定させています。そうやって自分なりにうまくストレスと付き合うことが大事だと思います」と、登山をすることでよい精神状態を保てているそうです。

その他にも、音楽フェスや神社巡りなどに出掛けて楽しんでいるスタッフもいますが、皆さんイキイキしていてとても充実しています。

オフの時間にそうやって趣味を楽しんでいるからこそ、変にストレスを溜め込みすぎず、仕事の時間も集中して取り組めるのでしょう。

そういう人はいつも輝いていて、とてもきれいです。


これは必ずしもアウトドアをしなければいけない、ということではありません。

自分の好きなことがアウトドアなら、日焼けを恐れるあまり我慢をしなくてよい、ということです。

アクティブに好きなことに没頭して楽しむ。それも内側から輝くための秘訣《ひけつ》のひとつです。

〝きれい〟を意識するなら〝目・歯・髪〟に手をかける

よく言われることですが、**「きれいになりたい」と思うなら、〝目・歯・髪〟への意識を高くするとよい**と思います。

メイクをしっかりする、ファッションに気を配るなどもよいのですが、〝目・歯・髪〟の3カ所が清潔できれいだと、それだけで若々しく元気に見えます。

目に関しては、今は誰でもスマホやPCを見続ける時間が長いため、疲れていない人はいないと思います。またスマホやPCを見るときは、まばたきも少なくなりがちなので、ドライアイにもなりやすいですね。

そういう状態が続くと目が血走ってきたり、白目の部分の色がにごってきたりします。

そうなると実年齢より老けて見えることもありますし〝きれい〟から遠ざかっていきます。

ヘッドコンシェルジュで伺うお悩みの中でも〝眼精疲労〟は常に上位です。スタッフに聞く限り、姿勢が先ではなく、目の疲れから首や肩のこりにつながっている人もかなり多いそうです。

またヘッドコンシェルジュにいらっしゃるお客様は、睡眠の悩みを抱えていらっしゃる方も多いので、睡眠不足で目がしょぼしょぼしている場合もあります。

ですから施術中に疲れ目をほぐすためのアドバイスをすることも多いそうです。

目を休める時間をつくるのが一番ではあるのですが、なかなかそうもいかないという方も多いでしょう。

スタッフに聞いてみると、目が疲れたときは温めて血流を促し、ほぐすのが一番だそうです。そういうグッズを利用してもよいですし、温めたタオルでもよいと思います。

5〜10分程度でもよいので1日に1回そういう時間をつくり、目を休めましょう。

歯も実は〝きれい〟と直結しているパーツです。

男性でも、歯並びや歯の美しさで年収が変わると言われたりもするほど重要です。見た目にもきれいな歯をキープするよう常に気を配りたいですし、場合によっては歯並びを矯正してもよいと思います。

私も以前は自宅でのセルフケアのみでしたが、ヘッドコンシェルジュの代表としてメディア出演などをするにあたり、ホワイトニングなどをしてより清潔に見えるよう気を遣うようになりました。

スタッフの中には、矯正を始めたメンバーもいます。

ヘッドコンシェルジュのＹｏｕＴｕｂｅに出演するようになり、自分の見え方、映り方を見て意識が高まったメンバーも多く、また、やはり健康と美のプロとして、歯にも意識を向けるのはよいことだと思っています。

髪に関しては、スタッフは全員美容師免許を持つ〝髪のプロ〟でもあるので、皆さんきちんとケアをしています。

髪を美しく保つコツは、やはり土台を整えることに尽きます。

頭皮をやわらかくほぐし、血行を促し、毛穴の汚れをきちんと取り去る。その後に髪質に合ったトリートメントなどをするというプロセスを踏むことで、有効な成分の力も発揮しやすくなるのです。

ヘッドコンシェルジュでの施術は、頭のツボ押しから全身へのアプローチもありますが、健康で美しい髪を生む〝土台づくり〟の役割もあるのです。

もし今、美容のための何かに高額なお金を使っているなら、その金額を〝**目・歯・髪**〟**の3カ所**に投資してみてください。きっと目に見えて輝きを増すはずです。

感情は押し込めないで、さらけ出して！

大人になり会社に勤めることになると、仕事の現場で感情を強く表に出すことはあまりいいこととされていません。特に日本ではそういう傾向が強く、大人として恥ずかしい行為だと捉えている人もいるでしょう。

しかし、ヘッドコンシェルジュのメンバーたちを見ていると、**仕事の場でもプライベートの場でも、感情はハッキリと出せるなら出してよいのではないか**、と思っています。

なぜかというと、喜怒哀楽をしっかり出すメンバーが、スタッフの中でもみるみるうちに成長していっているのを感じているからです。

私はほとんどのスタッフが泣いたところを1、2度は見ています。

ただしこの「泣く」は、同情を買いたくて泣くようなものや、仕事の環境がつらいから、というような理由ではありません。

一生懸命やってみたことがうまくいかなかったときや、自分の思いと裏腹に体調を崩してしまったときなど、仕事に対して真剣で熱い思いがあるからこそ、涙が出てきてしまった、ということがほとんどです。

逆に、何かがとてもうまくいったときには目一杯の笑顔で大喜びしています。

怒らなければいけない時は、真剣に怒っています。

そういう人の方が、根本から輝いて見えるのです。

第3章

言葉が素敵な女性は
人生も素敵になる

「でも、だって、どうせ、だから」の4D言葉は言わない

この章では、内側から本質的に輝くために備えたい、言葉についての考え方や、メンタルの姿勢についてお話しします。

外見にどんなに手やお金をかけてきれいにしても、**使う言葉や気持ちが美しくなければ、本当の意味での〝きれい〟とは程遠い**と私は思うのです。

「でも」「だって」「どうせ」「だから」という4つの言葉は、性格が悪く見える、マイナス思考になる、などの理由から、〝**4D言葉**〟と呼ばれているそうです。

「でも」は否定や言い訳、「だって」は言い訳につながる言葉。「どうせ」は卑下したり馬鹿にしたりする言葉。

「だから」は、原因や理由を説明する接続詞として使う分には問題ありませんが、「だから言ったじゃない」というように、相手を責めるときに出やすい言葉ですね。

この〝4D言葉〟という言葉自体の意味を初めて聞いたとき、確かにそうだなと、とて

もふに落ちました。

この4つの言葉はどれもネガティブな気持ちから出るフレーズですし、そういう言葉を頻繁に発する人がひとりでもいると、やはりチーム全体に悪影響を及ぼすからです。

また自分の経験からいっても、言葉の力というのはとても強く、周囲にはもちろん、それを発した本人にも影響が及んでいくと思います。


ネガティブな言葉ばかり発している人は、やはり負のスパイラルに陥っていくでしょう。そして美しさからも遠のくはずです。

なぜなら〝4D言葉〟が多いということは、何かあったときの思考パターンがそうなっているということだからです。

ネガティブに考えるからそういう言葉が出る、自分で言ったその言葉を聞いて、さらにネガティブな思考になる、という風に、悪いサイクルに歯止めがかからなくなっていくのです。

仮に我が社の店舗内にそういう言葉が口ぐせの人がいた場合は、本人に気づかせて認識させるようにします。

私自身が直接伝える場合もありますし、伝え方がうまいメンバーに任せることもありますが、まず「あなたはそういう言葉が多いですよ」「その内容は言い訳になってしまっているよ」ということを勇気をもって伝えるようにします。

チームのため、会社のため、何より本人のためにハッキリ伝えるのです。

すると、ほぼ100％の確率ですが、そういう人には自覚がないことがわかります。

自分にそういう口ぐせがあるとまったく思っていなかったりします。

寝耳に水の状態で、「え、私そんなこと言っています？」と、とても驚くということが多いのではないでしょうか。

そういう人に共通しているのが、過去の出来事の検証が足りていないのではないか、ということです。

過去を振り返ってみたら、そういう口ぐせが原因で何かがうまくいかなかったり、トラブルに発展したりしたことがきっとあるはずです。

そのことを考えて検証し、「ああいう言い方をしたのがよくなかったのだ」と気づければよいのですが、検証していない人がほとんどだと思います。

もし、よく人とトラブルになる、上司によく叱られる、チームという集団の中で人との付き合いがうまくできない、というようなことが思い当たるなら、頻繁に〝4D言葉〟を口にしていないか、一度振り返ってみてください。

食い気味に「否定」から入る人は美しくなれない

〝4D言葉〟とつながることなのですが、何かを言われたとき、「でも……!」と食い気味に返している人は、やはり本質的なきれいからは遠のくと思います。

先に話している人の話が終わっていないところで、遮るように「でも」と返すということは、相手の言っている内容を耳で物理的に聞いてはいても、それを一度受け止めて考えてみようという気がゼロ、聞く耳を持てていない状態だと思います。

特に「**でも**」**で会話を遮ること**は、相手の話している内容をまず否定しようとする気持ちだけが、前に出ている印象を与えてしまいます。

自分の考えがすでに固まってしまっていて、それ以外の意見をまったく受け付ける気がない。

そういう姿勢は柔軟さに欠け、もしかしたら成長できるチャンスをつぶしてしまい、相

第3章

手もその人の話をしっかり聞いてあげよう、という気持ちが失せてしまうでしょう。

自分の考えがある、それを仕事の場や何かのコミュニティの場で表す、主張する。それ自体は問題ありません。

考えをきちんと持ち、相手にそれを伝える、ということは悪いことではありません。ですがそれのみで、自分の考えと違う意見があったときに聞く姿勢がまったくないことは問題です。

聞く姿勢があるということは、相手の言う通りにするという意味ではありません。まず話を聞くことです。それもできない、他人への傾聴の姿勢が見られない人は、組織の中でも扱いづらいと思われてしまいます。

ヘッドコンシェルジュの求人で面接などをするとき、私はそういう点に少し注意して、人の話を聞ける人かどうかを観察しています。

また、仮に後から〝4D言葉〟や否定が多い人だとわかったとしても、我が社に入ったのなら少しでも変わっていくように働きかけます。

そこできちんと話を聞けるようになり、姿勢が変わっていく人もいますが、こういう傾向はどうしても年を重ねるごとに強まっていきます。

ですからキャリアを重ねた人ほど、人の話をきちんと聞いているかどうか、相手の話が終わっていないのに「でも」と遮ってはいないか、時々振り返ってみてほしいのです。

たくさん笑おう、笑顔を増やす工夫をしよう

笑うこと、笑顔が多いということは、内側から美しくなる秘訣《ひけつ》のひとつだと思います。どんなに顔の造作がきれいだとしても、いつも無表情でつまらなそうな人や、イライラしている人、怒ってばかりいる人は、〝きれい〟とは感じさせられません。

笑うと幸せホルモンのひとつ、セロトニンが分泌される、自律神経を整える、免疫力を高める、といったように、心身に具体的によい働きがあるということも知られています。

職場が楽しくて自然と笑顔が多くなる環境だ、ということは、とても大事なことです。

第1章でご紹介したように、100名以上いるヘッドコンシェルジュたちの性格、キャラクター、得意なことは本当にそれぞれに違うのですが、「多彩に煌《きら》めくエンターテイナー」というキャッチコピーをつけたほど明るく陽のパワーの強い人がいます。

彼女はみんなを笑わせたり、楽しませたりすることが大好きです。パーティーでは率先してダンスを披露してくれるようなキャラクターです。私はそのスタッフに、盛り上げ役として動いてもらうことがあります。

例えば、ひとつの店舗に新人が一気に増え、慣れていない人が多いためちょっと物事がスムーズに進んでいない、しんどそうな雰囲気になっていたときがありました。

そこでこの「エンターテイナー」をその店舗に送り込むのです。というか、彼女が自発的に「私が行きます」と言ってくれます。

彼女は3日間だけでもその店舗に行き、盛り上げて雰囲気を明るくして帰ってきます。みんなを幸せにしながら、本人も楽しんでいる。

まさしくプロのエンターテイナーですね(笑)。

彼女を派遣するのも、スタッフ全員に笑いの多い職場で楽しく働いてほしいと思うからです。

そのため、ヘッドコンシェルジュのスタッフたちの配属も、各店舗にひとりはそういうムードメーカーがいるような配置をしています。そういう人が1店舗に固まってしまうともったいないからです。

全員がエンターテイナーになる必要はありませんが、そのくらい笑いというものは人をリラックスさせてくれますし、特にヘッドコンシェルジュは、お客様にリラックスしてもらうための場なのですから、スタッフたちが自然と笑顔が多い職場になるように心がけています。

ひとりではそんなに笑えない、今いる職場は楽しいことなんてない、という人もいるかもしれません。そういう場合は、社内でも社外でも、自分の趣味の同好の士をぜひ探してみてください。

何かを一緒に楽しめる人を見つけ、笑う回数を増やすことを考えてみましょう。同じチームや部署に笑いの多い明るいキャラクターの人がいたら、一緒に行動してみましょう。

もちろんお笑い芸人さんを見る、コメディ映画を見るなども有効です。

毎日の中で、笑顔が増えることを探してほしいと思います。

「いいところ」にフォーカスすると、人は輝き出す

皆さんは、仕事で後輩が失敗したときやよくないと思われる行動があったとき、どういう風に指導するでしょうか？

「どうしてこんな失敗をしたの！」「そんなやり方はダメに決まっている」などと、叱責するでしょうか。

私がヘッドコンシェルジュを運営し始めたころから徹底している考え方のひとつが、スタッフに何かマイナスなことを感じても、そこを指摘して否定から入るのではなく、よいところを際立たせるよう心がけるということです。

これは、ネガティブな言葉を口にしない、楽しいと思える職場づくりを意識することなどともつながっています。

例えば以前、技術力や接客力はとても高いけれど、立ち居振る舞いがちょっとおおざっぱで大きな物音を立てたりするスタッフがいました。

他のスタッフがそのことを注意しても、いまひとつ変わりません。

そこで問題のスタッフを私が見てみて、指摘しているスタッフには「彼女にはこんないいところがあるから、まずそこを際立たせてみたらマイナスな部分が気にならなくなるかもしれないよ」、と伝えました。

一方で問題のスタッフにも、「こういう指摘をされたと思うけれど、あなたにはこんなにいい部分があるのだから、マイナスの印象を与える行動をしているのはもったいないのでは？」と伝えました。

するとそのスタッフは、自分のよいところはきちんと認めてもらっているということがわかり、会社に対する信頼感も増して、より輝き出したのです。

マイナスに思われていた部分も、本人なりに気をつけようと心がけるようになり、改善していきました。

ダメなところをとがめるのではなく、**いいところをほめ続けると、そこが本当に自分の〝輝きポイント〟だと自信がつき、さらにそこがよくなり輝きを増す**という例を私は何度も見てきました。

この話でお伝えしたいのは、問題のスタッフの話がメインではありません。

ダメな部分を指摘し否定から入るのではなく、相手のよいところをまずほめることを心掛けた方が、よい結果につながるということなのです。

部下に、後輩に、お子さんなどに対するときも同じなのではないでしょうか。

ですからマイナス部分を指摘しがちなスタッフには、「そうではなく、まずよいところはどこか考えてみて」、と伝えるようにしています。

マイナスにアプローチするのではなく、プラスをふくらませてマイナスの量を減らしていくのです。

よい面をしっかり伝えてもらったことで、言われた方も、自分自身を否定されたわけではなく、一側面のみへの注意と受け取ることができ、プラスイメージの記憶となります。

すると、いいところを会社に伸ばしてもらった、と思えるので、自分が誰かに言うときも同じようにしようと考えるようになり、さらによいサイクルが生まれていきます。

何人ものスタッフに同じようなことがありましたが、常によい結果を生んでいるので、この「マイナスにアプローチするのではなく、いいところにフォーカスする」伝え方をすることは、今では会社全体での考え方になっています。

ネガティブな言葉より、ポジティブな言葉を意識することがよい結果を生む、顕著な例です。

他者の言葉を素直に受け入れる人は成長できる

「マイナスにアプローチするのではなく、いいところにフォーカスする」伝え方は、言われる方も素直に話を聞きやすく、受け入れやすい伝え方です。

ただやはり、マイナス面を指摘されるとムッとする人もいると思います。

たいていの場合その人は、自分が何かで周囲にマイナスの印象を与えているという自覚がないことが多いからです。

しかし、そういう点を指摘されたとき、素直に聞くことができる人はどんどん輝いてきれいになれると思います。

なぜなら、そういうことを言われたときこそ、**人として成長する大きなきっかけになる**からです。

以前、感情の浮き沈みがあからさまに出てしまうスタッフがいました。人間ですから日々感情の浮き沈みはあって当たり前なのですが、お客様を迎える仕事でそれが表に出てしまっているのはよくありません。

そこで、私ではなく別のスタッフがワンオンワンで話をし、彼女にそのことを伝えました。

その人は、自分の浮き沈みが、周囲の人がわかるほど表に出ているという自覚がなかったそうで、そういうことも初めて指摘されたそうです。

ですから指摘されたことに驚いたそうですが、その後あまりあからさまに出ないよう、心がけるようになりました。

誰かに注意をするということは、言う方にも勇気が必要です。しかも小さい子ではなく、成人して仕事をしている大人には、態度や立ち居振る舞いについて誰かがハッキリ注意してくれることもなかなかないでしょう。

そこをわざわざ言ってくれたと思えて、言われた内容を素直に聞いて考えることができれば、その人はよい方に変わっていけるのです。

そこで「でも私は……」としか返せないなら、その人は成長もできないし、輝くこともできないと思います。

他者からの意見を素直に聞けるかどうかは、そのくらい大事なことなのです。

よい言葉もアイデアも口に出そう

ここまでお話ししたように、私は言葉の持つパワーをいろいろな場面で実感しています。

そのため「思考を言語化する力」も重要視しています。

「夢や目標は、文字として書き出したり、言葉として口に出したりしていくと、引き寄せられて実現しやすい」という〝引き寄せの法則〟を聞いたことがある人もいると思います。

私はその実例を何度も目にしています。

ヘッドコンシェルジュのスタッフたちにキャッチコピーをつけていることは、言語化を重視している表れのひとつです。

キャッチコピーをつけて特徴を言葉で表されたことによって、本人が自分の特徴に気づき、そこをハッキリと自覚して意識し始める。そうすると、ますますその特徴が輝き出す……ということを、何人も目の当たりにしてきました。

本人が書いた夢とは少し違いますが、言葉の力が現実に働きかけていくという意味では同じです。

つまり、頭の中だけで考えているのではなく、**言葉を書いたり声に出したりすることで実際にその通りになっていく、言葉の内容に近づいていく**というケースは、たくさんあると思います。

番組でご一緒させていただいているフリーアナウンサーの古舘伊知郎さんも、「言葉が実態を引き寄せる」とおっしゃっていました。

例えば「ありがとう」という言葉のパワーは大きく、最近では「ありがとう」という言葉を発すると、心身にまでポジティブな影響を及ぼすとも言われていますが、それはある意味当然だと思います。

〝4D言葉〟のようなネガティブワードではなく、できるだけポジティブな言葉を発している方が、言う方も言われた方も嬉しいですし、そこでポジティブな空気が循環していきます。

「ありがとう」や「よかった」「嬉しい」などのポジティブな言葉を発したり、誰かのことを口に出してほめたりすることが大切なのです。

そういう言葉を口にしていると、自然と内側から輝き始めるのです。


我が社でも、会社として「ポジティブな言葉を言いましょう」と標語を掲げるようなことはしていませんが、「ありがとう」をきちんと言う、誰かがうまくできたことを素直にほめるといったことが、自然にできる雰囲気になるよう、スタッフのキャラクターのバランスも考えて配属しています。

特に日本人は、何事においても口にするのを遠慮しがちなところがあります。

誰かをほめることもそうですし、会社に対して、仕事の内容に対して何かよいアイデアを持っていても、自信がなくて言い出さないこともあると思います。

ですが、せっかくよいアイデアを考えていても、人に伝わっていないと意味がありません。

スタッフと話していて、よくよく聞いてみたらとてもいい考えやアイデアを持っていたりすることがあると、「そんな素晴らしいことを思っているなら早く伝えてほしかったよ」と思います。

言わなくてもわかってほしい、察してほしい、ではなく、ポジティブな言葉やアイデアはどんどん口に出していってほしいですね。

言葉のパワーを活かすためには、言語化する訓練も必要

言語化する力を重要視してはいますが、私も初めからうまく言語化をできていたわけではありません。

いわゆるビジネス本なども読んではいましたが、どちらかというと**現場でどんどん言葉や言い方を試し、検証しながら、独自に言語化力を培って**きました。

私の場合は、細かいことでもなんでもすべて言語化し、メモします。資料をつくるというわけではなく、ちょっと思いついたこと程度のことでもメモします。

例えば、朝のルーティンのジョギングをしているときは、頭がクリアになりやすく、ひとつのことを集中して考えやすいので、朝スタッフ全員にＬＩＮＥで発信する言葉を考え

ます。

走り終わったときにはある程度整理されているので、それをさらにスマホのメモ画面に打ち、客観的にその文章を読んでみてどう感じるか、確認してみます。

一度そうやって、ワンクッションおいて冷静な目で言いたいことを客観的に見る作業も大切だと思います。そこで納得できたものを発信するようにしています。

また、スタッフとの対話というリアルな実地を毎日のように体験していることで、言語化力はどんどん上がったと思います。

「こういう言い方をしたら伝わらなかったか……」「この言葉は反応がとてもよかったな」というような細かいことは、会話の本やマネジメント本には書いてありません。

だからこそ全員とワンオンワンで話しをし、それぞれのモチベーションを上げるような言葉を伝えることを意識しています。

仮に意見が違ったとしても、どうすれば伝えたいことを正確に冷静に伝えられるか、どのようにしたらお互いの意見をすり合わせることはできるのか、私も悩みながらやってきました。

特に我が社は、私ひとりが男性で、社員はすべて女性という環境なので、男性の部下や友達に話すのと同じ調子ではうまく伝わらないことも多々あります。

さまざまな言葉を使ってみて、いろいろな伝え方を試し、実地経験に基づきながら言語化力をアップデートしてきたのです。

寝る前に「よかったこと」と「反省」をひとつずつ書く

ベースの知識として本を読み、語彙《ごい》を増やすことはよいと思いますが、それを身に着けるためにはやはり、人との対話を繰り返していくしかありません。

そして書くにしても話すにしても、まず伝えたいことを言語化する力が必要です。

ただなかには、考えていること、感じていることを言語化することに慣れておらず、苦手な人もいるでしょう。

ですが、言語化は、訓練すれば誰でもできるようになるはずです。

なぜなら、我が社のスタッフたちを見ていても、初めの頃より伝え方がうまくなったと感じる人が多いからです。

自分は言語化力に自信がない、思っていることをいつもあまりうまく言えない、という人に試してほしい方法があります。

寝る前に、今日あったことを振り返ってみて、よかったことと、反省すべきだったと思うことをひとつずつ書き出してみることです。

「今日のあの対応はよかったな」「あのワード、よく出た、偉い！」など、よかったと思うことは声に出してほめてもいいと思います。

反省点も、頭の中で悶々と考え続けるよりも、書き出して目で見てみると、何がよくなかったのかがわかりやすくなり、「次はこういう風にしよう」、などと冷静に考えられます。

そういう訓練をしていると、**自分の発する言葉にそれまでより意識的になり、丁寧に発言するようになっていく**のです。

この方法は、思考を言葉にする訓練になるとともに、頭を整理して振り返る訓練にもなります。それが、振り返り、検証するということです。

私もいまだに1日の終わりには、「今日＊＊さんにこういう言葉で伝えたけれど、ちょっと言い方を間違えたかな」など、振り返って考えます。

そういうことを繰り返しながら言語化力を上げていくことは、人との関係をスムーズにすることや、仕事を充実させることにもつながります。

ますます人生を輝かせるために、言葉の持つ力をぜひ意識してください。

第4章

ヘッドコンシェルジュだけが知っている、頭から"きれい"をつくる秘密

「健康・髪・リフトアップ」の3方向に効く、頭へのアプローチ

この章では、頭のツボを知り尽くしているヘッドコンシェルジュが自ら「自宅でできる頭皮マッサージ」をご紹介します。

おさらいになりますが、ヘッドコンシェルジュの施術で行う頭のツボ押しや、首から肩、デコルテにかけての体の上部のマッサージで、自律神経が整い、深いリラクゼーションを得られます。

その結果質のよい睡眠を得やすくなります。

また、眼精疲労、首こりや肩こりといった不調をやわらげることができます。

髪にハリ・コシが出てきて、顔全体がリフトアップします。

頭と髪の頭部だけに限定されるのではなく、さまざまな効果が顔にも体全体にも及んでいくのが大きな特徴です。

そのくらい、頭皮へのアプローチはいろいろとよい効果が期待できるのです。

そこで、我が社の〝唯一無二のゴッドハンド〟、Ｎａｍｉさんがユーチューブでも公開していた、セルフでできる頭皮マッサージをいくつかご紹介します。

店舗で施術を受けるのとまったく同じとは言いませんが、どのマッサージも的確に疲れをやわらげ、よい睡眠に導く助けになってくれるはずです。

実は頭皮にも保湿が大切です

最近では男女を問わず、洗顔後に〝顔に化粧水をつける〟ことは当たり前、普通のことという認識だと思います。

しかし、頭皮にも化粧水をつけている人はほぼいません。

実は、頭皮にも化粧水をつける方がよいのです。

なぜなら頭皮が乾燥していると、髪の老化や抜け毛につながっていくからです。

ヘッドコンシェルジュの施術でも、スタッフたちも私も、頭皮用の化粧水を使っているせいか、皆さん健康的な、ハリやツヤのある髪を維持しています。

頭皮に化粧水というと、ヘアトニックや、育毛剤を連想されるかもしれませんが、そういった刺激を与えるような目的のものではなく、あくまで保湿がメインの目的のものをつけるのです。

皆さん、シャンプとトリートメント、アウトバスのオイルなどにはとてもこだわって、お金をかけている方などもいらっしゃいますが、頭皮に化粧水をつけようと考えている方は少ないと思います。

顔に化粧水をつけるのと同じように、頭皮もきちんと保湿して乾燥を防いであげると、よい髪を生む土台を作ることができるのです。

育毛剤を使う場合も、頭皮が整っていない状態で使うよりも、土台が整っている方がより効果を発揮しやすいそうです。

どうしても髪の生え際より上は、顔とは別物、のような印象を抱いてしまいがちですが、元々顔から1枚でつながっている皮膚なので、顔と同じようにケアをするのが適切なのです。

また次からご紹介するような頭皮マッサージをする際も、乾燥した状態で行うと指の滑りが悪く、摩擦で肌を傷つけてしまう可能性が高くなります。

頭皮用のスプレーやオイル、美容液などがあればベストですが、ない場合は顔用の化粧水や美容液をつけてもＯＫです。

頭皮の保湿マッサージ

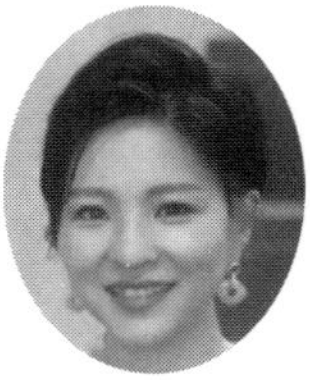

Namiさんより

頭皮も顔と同じように保湿ケアをした方が、健康で美しい髪が育ちます。頭皮トラブルを起こしにくくなりますし、アンチエイジングにも大事です。

頭皮マッサージをすることで、顔全体もリフトアップします。

2～3分で完了するので、朝と夜、スキンケアと同じタイミングで行うのがお勧めです。

乾燥した状態で行うとすべりが悪く、摩擦で肌を傷めてしまう可能性が高いので、何かつけてマッサージをした方がよいでしょう。

頭皮用のスプレー化粧水やオイル、美容液があればいちばんよいのですが、ない場合は手持ちの化粧水などを使ってもＯＫです。

マッサージといっても、強い力でこするわけではないのですが、これだけでも、ジワッと顔周りが上がった感覚を感じられると思います。

〈準備〉
化粧水を手のひらに伸ばす

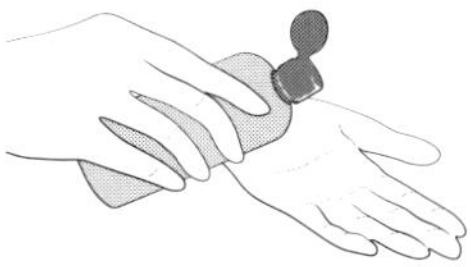

手のひらに頭皮用化粧水を３滴ほど出して、両手に広げる。

1　側頭部をかき上げ３秒ストップ

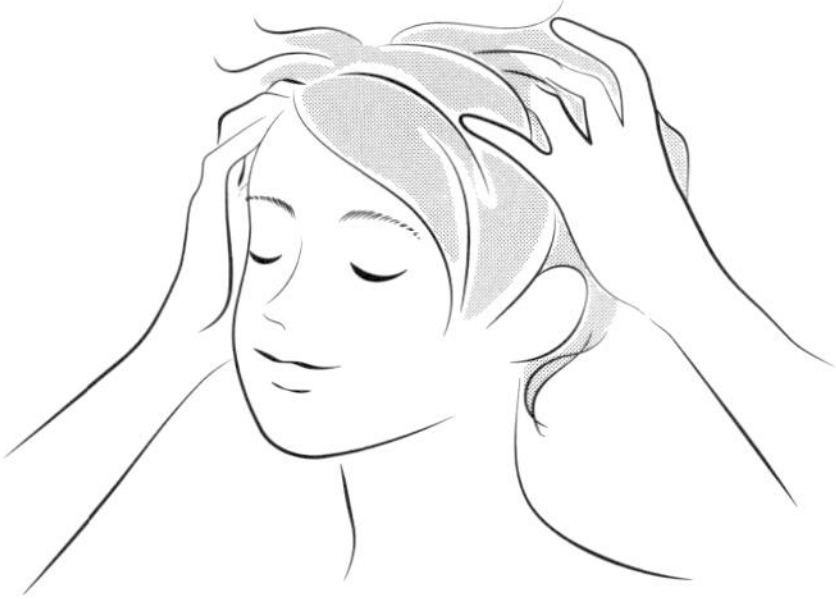

手ぐしでもみあげから頭頂部へ向けてかき上げ、手のひらで耳上の頭皮を押さえ、３秒ストップ。力を入れなくてＯＫ。

第4章

2　そのまま頭皮を引き上げる

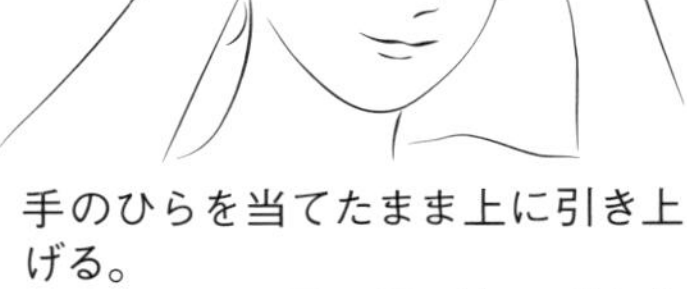

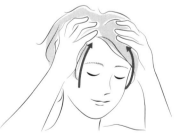

手のひらを当てたまま上に引き上げる。

　このとき、目や頬が上に引き上がるようにして、再び３秒ストップ。

3　頭のハチまで引き上げて同じように

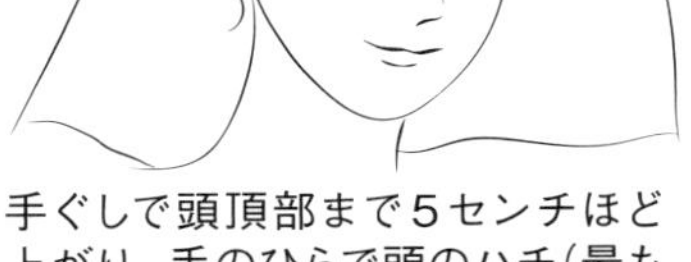

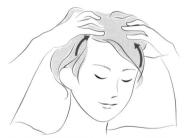

手ぐしで頭頂部まで５センチほど上がり、手のひらで頭のハチ（最も横に張った部分）を押さえたまま、３秒ストップ。２と同様に手のひらを当てたまま、上に引き上げる。

4 後頭部をかき上げ3秒ストップ

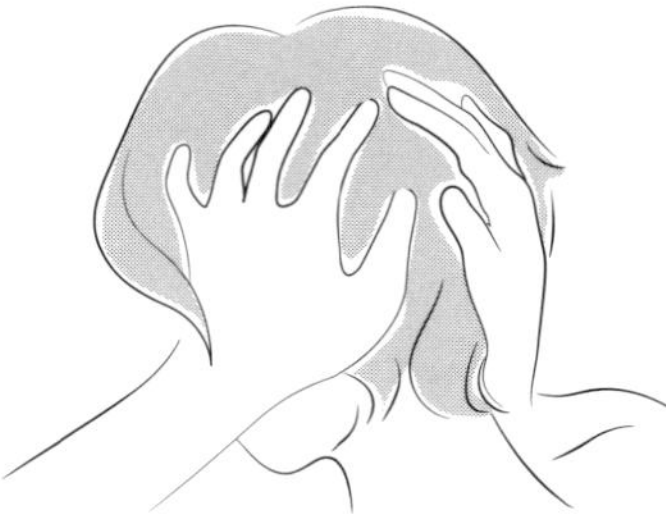

再び化粧水を手のひらに伸ばし、両手のひらで襟足から手ぐしを入れ、後頭部を押さえ、3秒ストップ。

5 そのままあごが上がるくらいに引き上げる

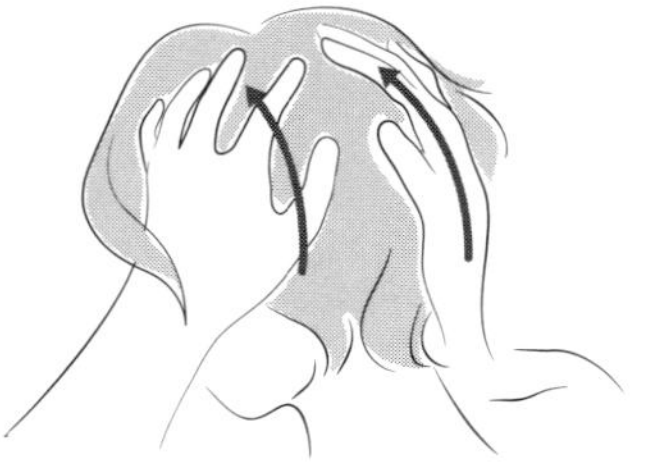

その後手のひらを当てたまま、頭部を上に引き上げる。このとき、あごから耳のフェイスラインが引き上がるくらいにする。その後さらに5センチ程度引き上げ、手のひらで押さえたまま3秒ストップ。さらに頭皮を引き上げる。

6 前頭部も同様にして3秒ストップ

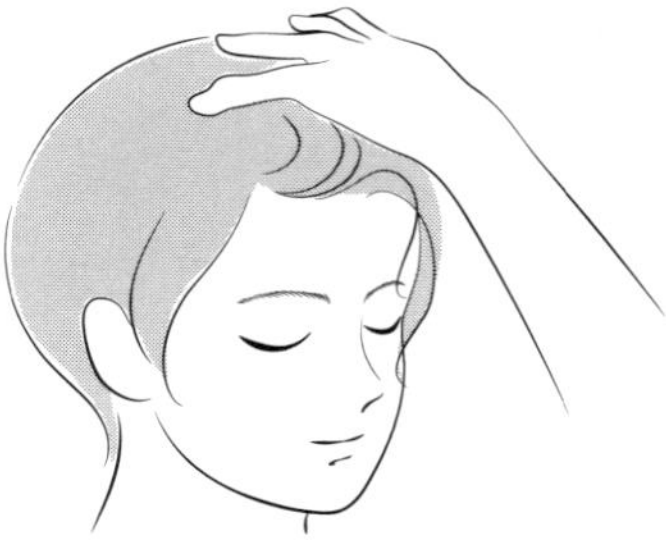

化粧水をつけ、今度は片手で、前から手ぐしでかき上げ、まず3秒ストップ。次にそのまま眉毛が上がるくらいに頭皮を引き上げ、3秒ストップ。

7 頭頂部へ5センチほど上がり、繰り返す

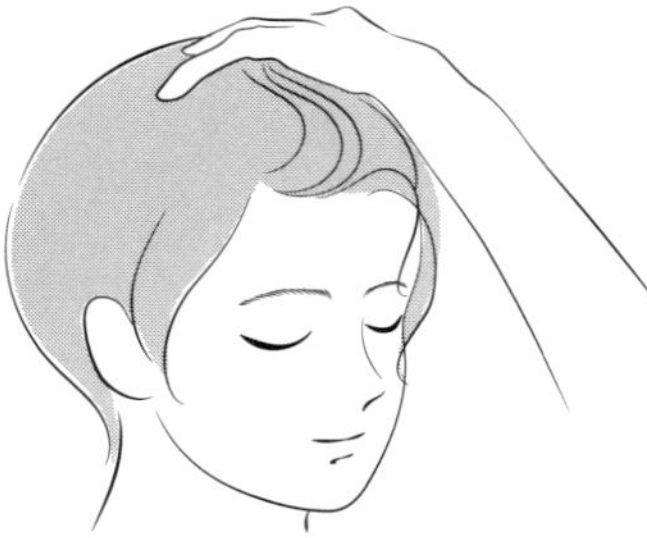

そのまま頭頂部へ向けて5センチほど上げ、手のひらで押さえて3秒ストップ。さらにそのまま頭皮を引き上げ、3秒ストップ。

目の疲れに効くマッサージ

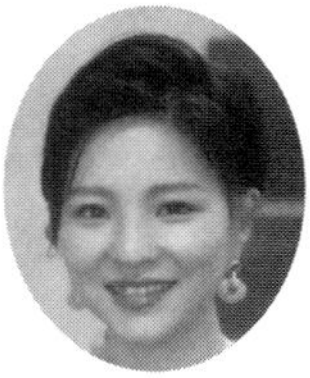

Namiさんより

スマホやパソコンを見続けていて、眼精疲労になっている方はとても多いです。

目の疲れが出る場所は、まず眉頭の少し下のくぼみと、眉毛から頭頂部に向かっての前頭筋の部分です。

また目の奥の疲れが出るのが、後頭部の両サイドです。パソコンを使う方はここが硬く、皮膚が動きづらくなっている方が多いのです。

常に目を酷使している方は、仕事の後や寝る前、お風呂の中などで、疲れが出やすい前頭部と後頭部のマッサージを行ってみてください。

終わると目が開く感覚があるかと思います。

効果が感じづらい方は、一連の動きを2~3回繰り返し行ってみてください。

1 ３本指で疲れの出やすい部分を押さえる

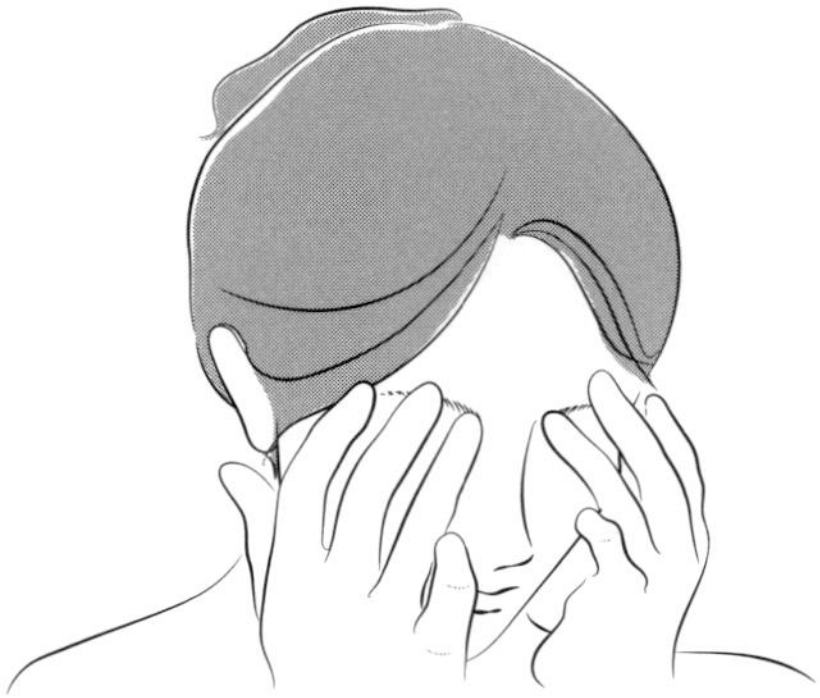

眉頭の下のくぼみに薬指が当たるようにし、中指、人差し指の２本を眉毛に当てる。指先に力を入れて、グーッと３秒押さえる。力が入りづらい場合は、指を固定したまま頭を下げて、頭の重みをかけて押してみる。座って机に肘をついて行うと、重みをかけやすい。

2 頭頂部へ向けてずらしながら、何度か繰り返す

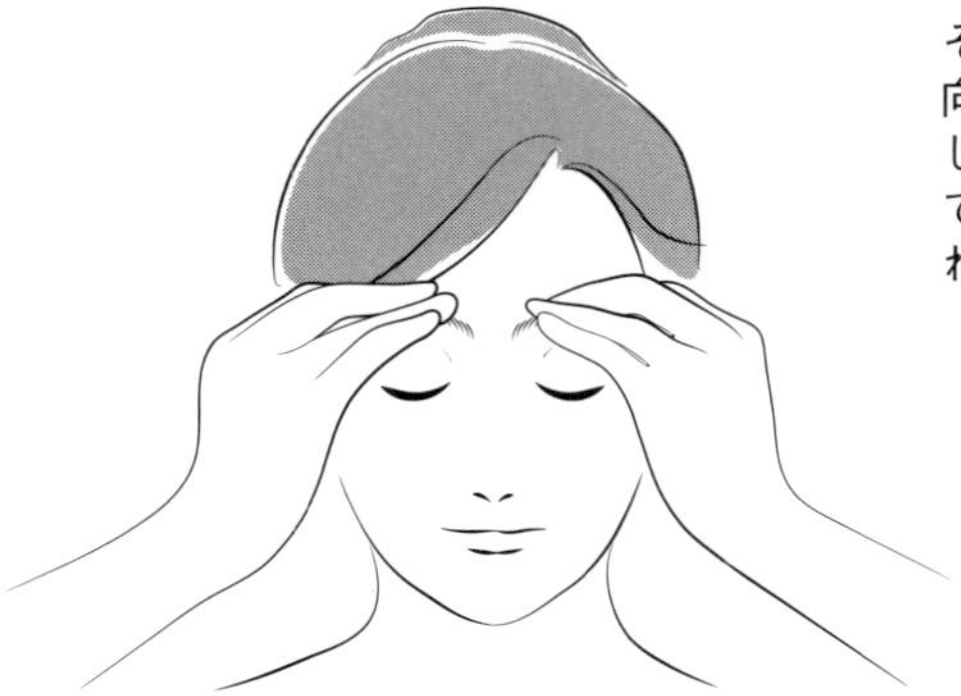

そのまま眉毛から頭頂部へ向かって、２センチずつずらしながら、同じように指３本で３秒ずつ押していく。これを何度か繰り返す。

3 ３本指を首の付け根に当てたまま３回転

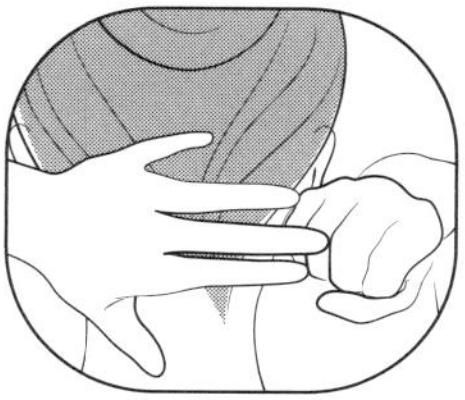

指だと力が入りづらい場合は手をグーにして、指の第二関節を使う。

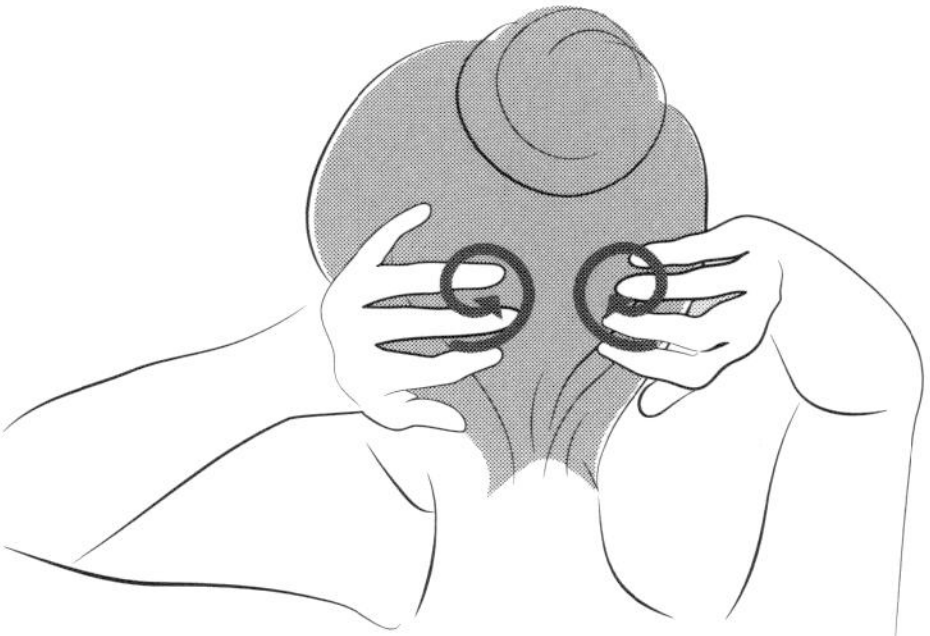

前頭部と同様に、人差し指、中指、薬指の３本を使う。まず後頭部の首の付け根、頭蓋骨の下の痛気持ちいいところに当てて、押さえながらクルクル3回転する。

第4章

4 頭頂部へ向けてずらしながら、同様に３回転ずつさせていく

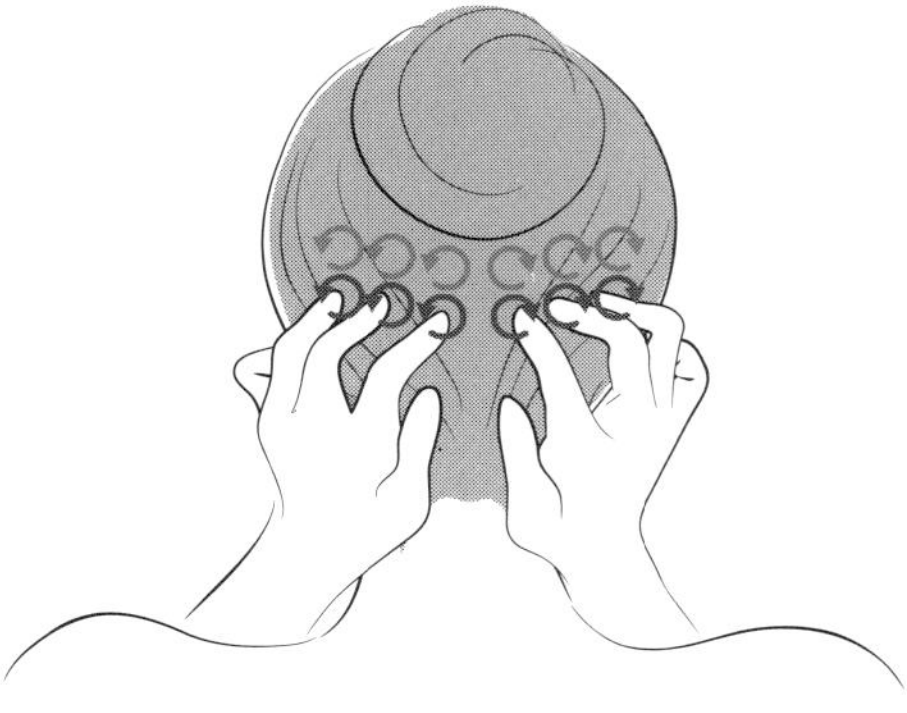

そのまま頭頂部へ向けて、2センチずつずらしながら、同様に3回転ずつさせていく。頭頂部へ向けて、これを何度か繰り返す。指を固定したまま回すのがポイント。耳の上あたりまできたら終了。

美髪を生む、自宅シャンプーのコツ

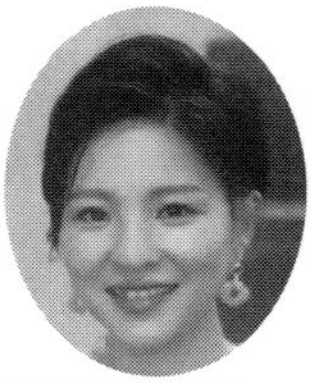

Namiさんより

お客様の髪に関するお悩みでは、かゆみやフケ、匂いが気になるという相談が多い印象です。

これは主に、自宅でシャンプーをする際に、頭皮がよく洗えていないなど、シャンプーやトリートメントのすすぎ残しがある、お風呂上がりに髪がきちんと乾かせていない、などが原因です。

髪を洗うというよりも頭皮を洗う、すすぎ残しがないようにしっかり流し、しっかり乾かす、という3点を意識するだけでも、だいぶ変わってくると思います。

これは同時に、健康で美しいハリ・ツヤのある髪を育てることにもつながります。今日から意識して行ってみてください。

また頭皮の皮脂量は、一度頭を洗うと、ちょうど1日で元の油分量に戻ってきます。

ですから、1日1回シャンプーすることをオススメします。

シャンプー

1 まずブラッシング

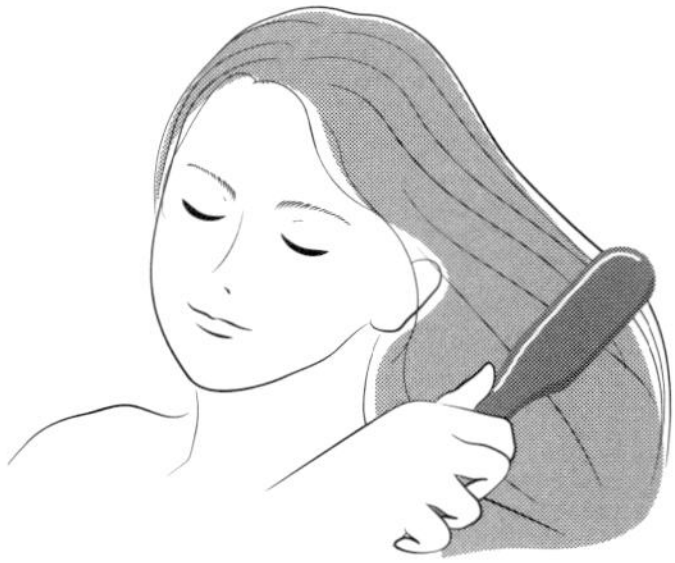

髪が長い人やからまりやすい人は、濡らす前にまずブラッシングする。全体を根元からブラッシングし、それからお湯で髪全体を濡らし、2分間流す。長めに感じるが、この事前の流しをしっかりすることで汚れが落ちやすくなり、シャンプーも泡立ちやすくなる。

2 よく泡立てて、髪でなく頭皮を洗う

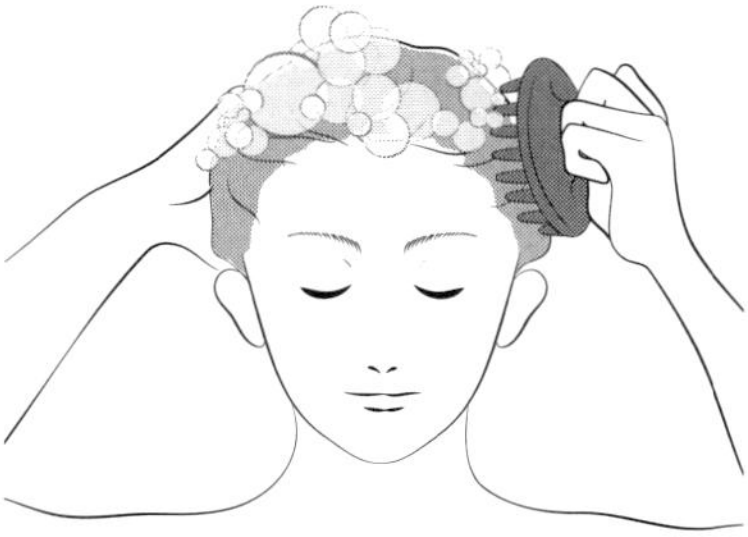

シャンプーを手に取りしっかり泡立ててから行うと、汚れがきちんと落ちる。基本的に髪ではなく、頭皮を洗うことを意識して。頭皮全部を塗りつぶすようなつもりで行うとGood。

髪の毛をこすり合わせると、摩擦が原因でダメージを受けるので注意して。頭皮に指先が届きにくい場合は、専用のシャンプーブラシなどを使うと毛穴までしっかり洗うことができ、マッサージ効果もあり、スッキリ感もあってオススメ。

3 すすぎ

シャンプー前と同じように2分間流す。

頭皮にシャンプーが残っていると、酸化して匂いやかゆみの原因になってしまうので、頭皮を意識的にしっかり流す。

トリートメント

頭皮までつけて OKのもの

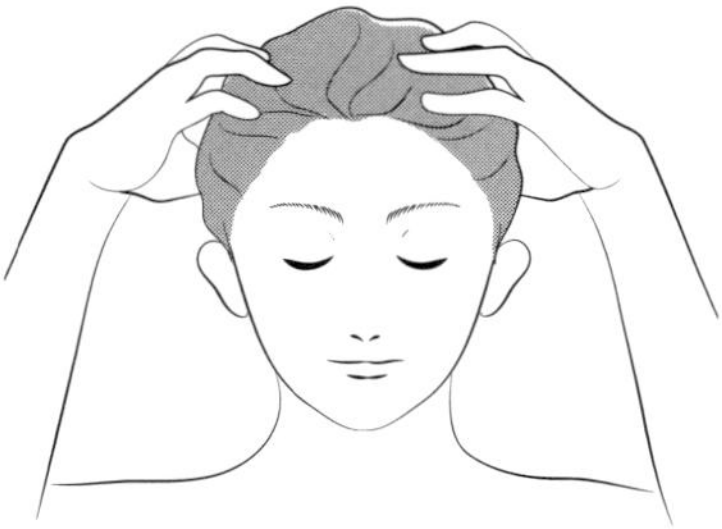

頭皮にまでつけてOKのタイプのトリートメントは、先に毛先に塗布し、その後頭皮全体になじませていく。全体に塗布できたら、その後軽くマッサージする。

毛先を保湿する タイプのもの

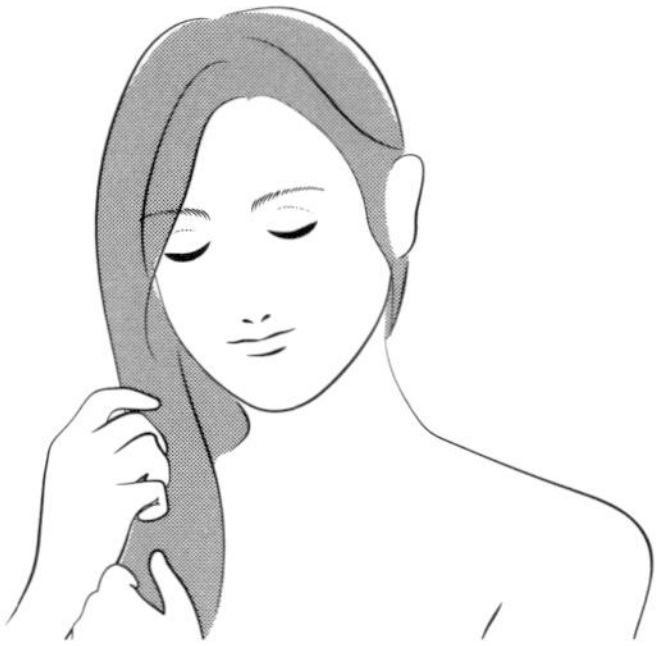

毛先をしっかり保湿するタイプのトリートメントは、頭皮につかないようにして毛先にしっかりと塗布していく。より浸透させたい場合は、目が粗めのくしなどを使ってとかす。気になる部分には二度づけを。

すすぎ

シャンプーと同様にしっかり2分間かけて流す。その後タオルドライで水分を拭き取り、頭皮用の美容液や化粧水や、アウトバス専用のオイルなどを塗布してから乾かしていく。

ドライ

1 根元からしっかり乾かす

初めはドライヤーの風を根元に当てて、根元からしっかり乾かしていく。頭皮に水分が残り湿ったままだと菌が繁殖しやすくなるのでしっかり乾かすことが大切。多くの人が半乾きで止めてしまっている。女性なら、そのままコテやアイロンを使えるくらいまでしっかりと乾かす。

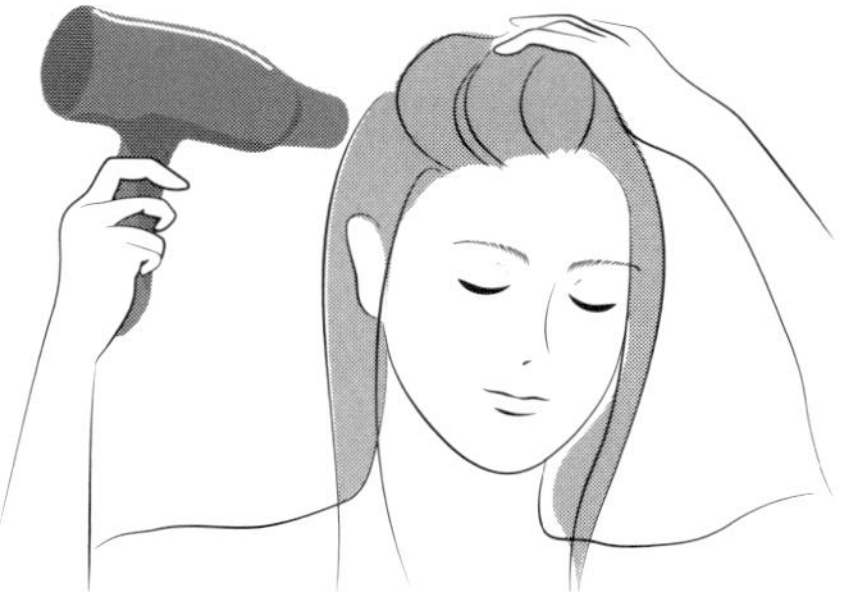

2 最後に根元から毛先に向けて乾かす

最後にキューティクルが閉じるよう、根元から毛先に向けて風を当てる。

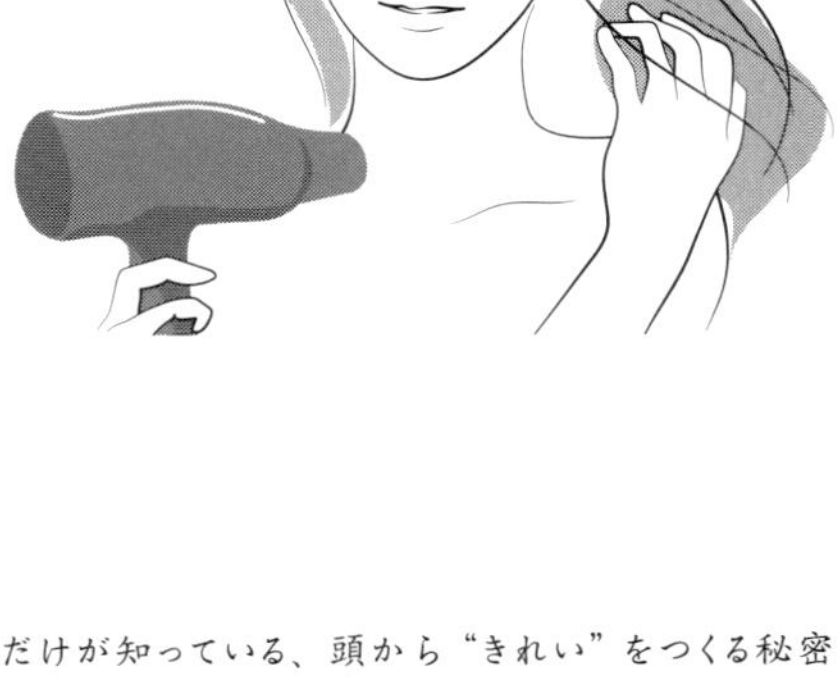

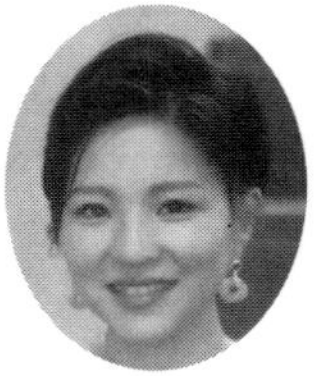

Namiさんより

眠りをよくするマッサージ

睡眠の悩みを抱えている人も多くいます。

首の付け根の頭蓋骨の下の部分に、天柱と風池というツボがあり、これらのツボは自律神経を司っています。

睡眠がうまくとれていない人は、ここがパンパンに張って指が入らない人が多いのです。

このふたつのツボを意識して、重点的にほぐしましょう。

手をグーにして、指の第二関節を使ってください。

頭の筋肉が固まっていると寝苦しくなるので、このマッサージと、124ページの〝頭皮の保湿マッサージ〟の両方を行って、全体をほぐすのもオススメです。

このマッサージは、首のこりから背中、腰にも効果的です。お風呂の中や寝る前のベッドや寝具の上でも行いましょう。

1 首の筋肉をほぐしていく

手をグーにして、首の中間あたりに第二関節の骨を当て、ゆっくり3回転。その後2センチ程度上にずらし、同様に3回転する。

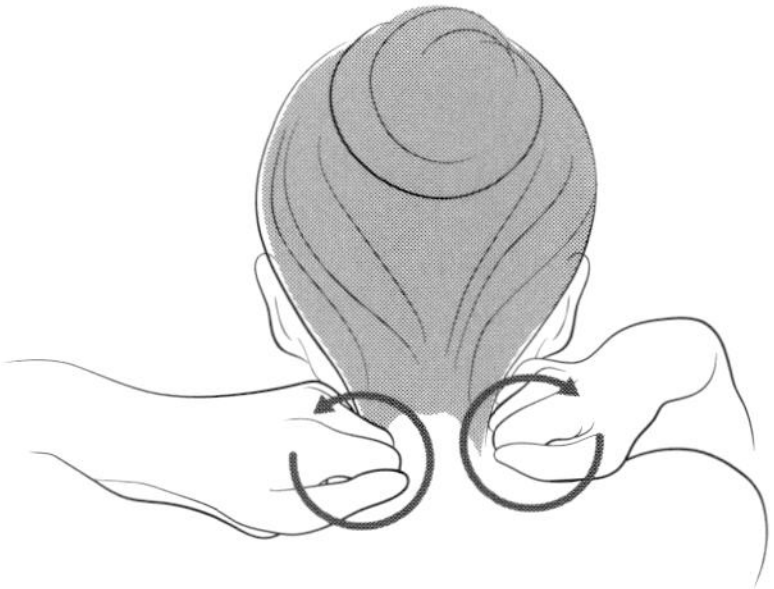

2 頭蓋骨に当てて10回転

次に首の付け根に当て、第二関節が頭蓋骨に当たるようにしながらゆっくり10回転する。

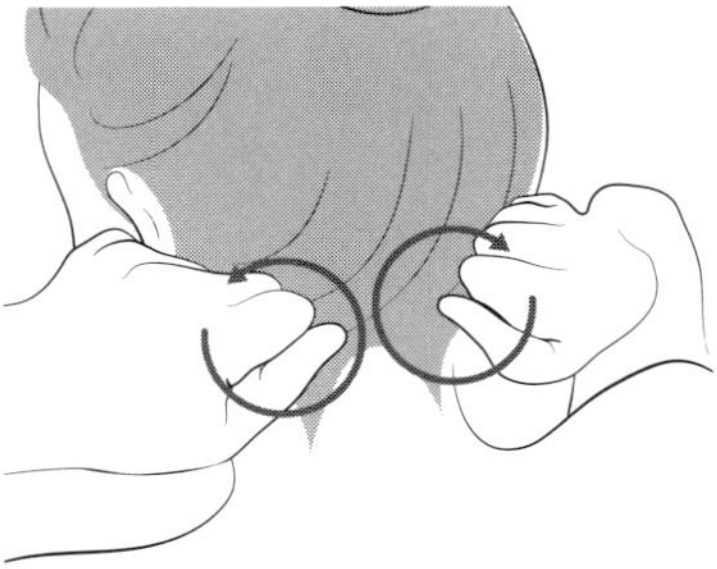

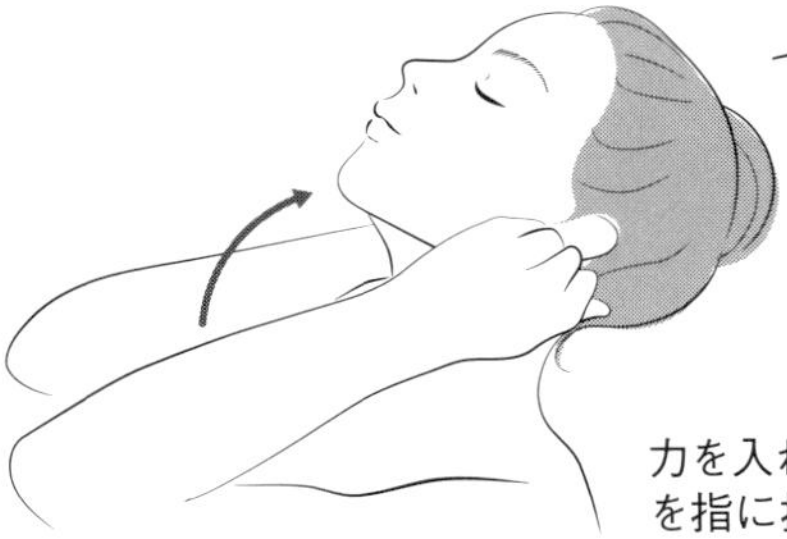

力を入れたい人は、あごを上げて頭の方を指に押し付けると、刺激が強くなる。

3 さらに2センチずつ上にずらしながら、各3回転する

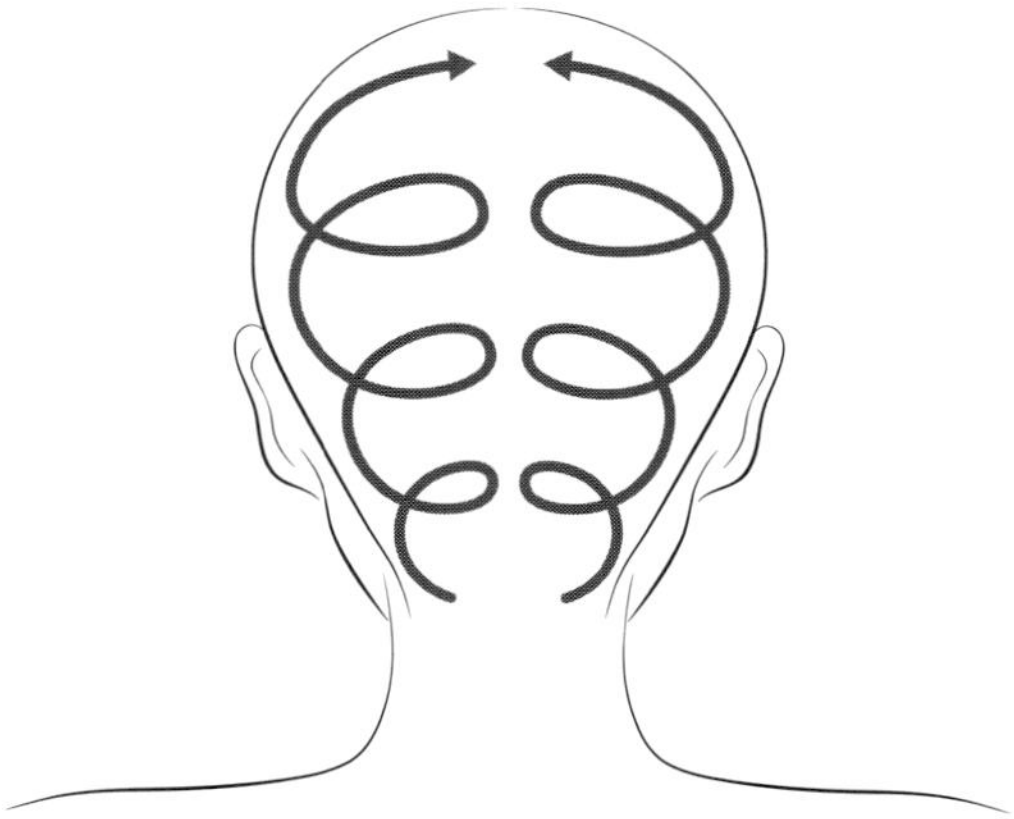

上に2センチずつずらし、それぞれ3回転ずつ回していく。腰や背中、首のこりにも効果的。

いかがでしたか。もっと詳しく知りたい方は、YouTube チャンネル「ヘッドコンシェルジュ究極睡眠ヘッドスパ」の動画コンテンツをご覧ください。

第5章

ヘッドコンシェルジュから見る「輝く女性」

自分を知り、人を知る大切さに気づき、内側からきれいに！

第1章でお伝えしたように、我が社の100名以上いるヘッドコンシェルジュのスタッフたちは、働き始めた後、例外なくそれまでよりもきれいに、キラキラ輝き始めました。

その大きな理由のひとつとして、私がスタッフにつけたキャッチコピーで自分の〝輝きポイント〟を初めて知り、あるいは改めて自覚して、自信がついて前向きになり……という側面があります。

また、美と健康をつくるお手伝いをする職業なわけですから、本人も美や健康につながる行動、生活習慣などに気を遣うようになる、見た目や言葉使いにも気を配るようになる、などの理由も、輝くようになる理由のひとつです。

さらにそこにもうひとつ、理由があります。

それは、「自分を知り、人を知ること。またそのことの大切さに気づくこと」ができたからだと思います。

自分を知るというのは、「特性タイプ分析法」などを参考にして自分の〝輝きポイント〟を知ったり、我が社の場合は私がつけたキャッチコピーで特性を自覚したりすること、生活のルーティンで、「どのやり方なら自分は続けやすいか」を探していくこと、などがあります。

そして人を知るということは、他人の特性や特徴を知ることと同時に、素直に人のことを認めることができるということです。

私はこの〝人を知ること〟がとても大切だと思っています。

「人と関わることがあまり得意ではない」、という人もいるかもしれません。

しかし仕事をしている、していないにかかわらず、山奥にひとりでこもったりしない限り、世の中に人間が存在して生活している以上、人との関わりは切っても切れません。

世界中のすべての人と関わる必要はありませんが、同じ職場にいる人、大きな会社の場合は、せめて同じ部署にいる人のことは、できるだけ特徴や特性を知っておく方がよいと思います。

そして何かあったときにも、否定や非難から入らず、「その人のよいところはどこだろう？ と考えてみる」「その人を認めることから始める」という姿勢でいる方が、結果的に相手にもチーム全体にもポジティブな空気を伝えられて、よい方へ向かうのです。

実際我が社のスタッフたちは、皆さん〝**人を知ること**〟の**大切さ**を理解しています。

初めはそういう見方ができなかった人も、私と根気強く話し合い、なぜ人を認めること、ほめることが大切なのかを伝え、本人がそう思い始めてから、人への伝え方がうまくなったり、考える方向性がポジティブになったりと変化していきました。

また、そういう自分の変化をかたくなにならず受け入れる姿勢が、お客様や同僚とのコミュニケーションをスムーズにし、トータルで輝いていく理由なのだと思います。

そのようにキラキラと輝いているヘッドコンシェルジュたち、何名かの変化の話を、ご紹介したいと思います。

今の自分の得意なことがわからない人、仕事場での悩みを抱えている人に向けた、彼女たちからのアドバイスも一緒にご紹介します。

「唯一無二のゴッドハンド」 Ｎａｍｉさん（39歳）

前述したように、私はＮａｍｉさんのヘッドマッサージの施術を受けて、その効果に衝撃を受け、一緒にヘッドコンシェルジュを立ち上げることを決めました。本当の意味での創業メンバーのひとりです。

彼女の施術の技術については、初めから１００％信頼していました。

しかし、立ち上げ時からすべての方針が合って、意気投合して……と、とんとん拍子で同志のような関係だったわけではありません。

私は美容業界で働くのが初めてでしたし、彼女は逆に美容師業のみを10年近く続けてきて、本人なりのこだわりやルールがある程度確立されていた状態です。

当然施術の技術へのこだわりや、店舗で使用する製品へのこだわりなども強く、すべてに関わって自分でチェックしたい傾向も強く、私と意見が合わない部分もありました。ですので初めの半年くらいはなかなか意思疎通がうまくいきませんでした。

そこで私が気をつけていたのは、やはり絶対に否定しないで、彼女のことを尊重しながら話すことです。根気強く自分の考えも伝え続けました。

タイプはかなり違うふたりなのですが、目指す目標が、ヘッドコンシェルジュをよくしたい、もっと知名度を上げたいというところは同じだったので、何度もワンオンワンで向き合い、話し合いながら融合していったのです。

Ｎａｍｉさんはフロントタイプでスペシャリストの特性が強く、自分の感性や手法を存分に出したいタイプなので、そこを理解して否定しないように話をしました。


また、初めは技術を教える講師が彼女だけだったのですが、技術も実績もあるため、それまでのやり方にこだわりがあり、どうしても自分のやり方を強いるような傾向がありました。教えた通りにできない人やＮａｍｉさんが望むような行動ができない人を、よい面を無視して叱責だけしてしまうのです。

それが後から入ってきた人にダイレクトに向いてしまうと、放っておけば辞めてしまうかもしれません。

そこで私は社長として、「そういう人のマイナス面もよくわかるけれど、みんなとてもよい面もあるので、我が社の方針として、先に否定をするのではなく、そのよい面を伸ばしてほしい」、というようなことを伝え続けました。

そう伝え続けた結果、Ｎａｍｉさんは他の人のことをしっかり認められるようになっていったのです。他のスタッフの特性を認め、その人たちは自分の脅威や敵ではなく、頼もしい仲間なのだと思えるように変わっていきました。

器が広がったという印象で、新しい人を育てることもうまくなりました。またすべてを自分でチェックするのではなく、誰かに任せることもできるようになったのです。

私が彼女を否定し、押さえつけていたらそうやって変わることもなかったでしょうし、また彼女がさらに新人を否定ばかりしていたら、順調に人が増えてはいかなかったかもしれません。

Ｎａｍｉさんは3児の母で、２回産休を取って戻ってきているパワフルな人です。後から入ってくるスタッフの、働き方のひとつのロールモデルにもなっています。

頼りがいのあるベテラン組になった彼女のそのパワーを、私はどんどん会社のために活かしていきたいと思っています。

第5章

本人からのメッセージ

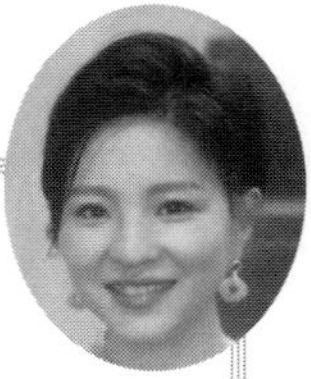

すぐにあきらめないで！　結論を急ぎすぎないことも大事！

やりたい仕事が具体的にある場合、ひとつの会社で3年は働く方がよいと思います。ひとつの仕事、会社を理解しようと思うと3年はかかると思うからです。

また、今は無理なことも会社の成長とともに可能になることもあると思います。なかなか芽が出ず、それでもあきらめず長く働いて夢をかなえた人を、何人も見てきたのでそう思います。

自分の得意なことがわからないという方も、働いているうちに興味のあること、得意なことが見えてきたり、また興味の方向が変わることもあると思うので、すぐにあきらめたり辞めるという結論を出さなくてよいと思います。

ただ、今の会社に不満が多く、やりたい方向性が違うと感じたり、やりたいことが別にできたりした場合などは、早めに転職を考えてもよいと思います。

「優雅なビューティーティーチャー」谷藤さん（35歳）

谷藤さんも創業メンバーのひとりで、現在では、会社の戦略理解度や私の話の理解度が最も高いと言っていいくらい、とても頼れるメンバーです。

もともと美容や健康に関する知識も豊富で、お弁当を必ずつくってきたりヨガをしていたりと、いろいろなことを実践している、意識の高い人です。

その知識を他のスタッフにもよく教えていて、また前述のように「料理動画をつくりたい」という要望が出てきたりもしたので、美を教える先生、というような意味で〝ビューティーチャー〟というキャッチコピーをつけました。

しかし彼女は、一見無愛想で怖そうな人に見え、実際の本人の思いやキャラクターが周囲にわかってもらいづらい、伝え下手で損なタイプです。会社の立ち上げ時も、一見熱意も愛想もないように見え、なぜうちに来たのだろうと思うくらいの印象だったのですが、実際は人見知りもあってそうなっていたのです。

第5章

それまで会社組織であまり働いていなかったこともあり、チーム力が必要なヘッドコンシェルジュの店舗では、なかなかフィットしなさそうな雰囲気を漂わせていました。

本人はフロントタイプ要素が強く、スペシャリストタイプにもやや寄った、キャラクターとしては強い特性を持っています。売り上げを伸ばそうという思いも強い分、我が社の店舗ではいわゆる上司と部下の関係はないのですが、厳しい指導をしがちで、後から入ったスタッフからは「うっ」とちょっと怖がられてしまう存在でした。

そこでやはり私は彼女と話を重ね、「今のあなたは人からどう見られているか。それではもったいない」ということを伝え続けた結果、それを否定せず正確に受け取ってくれ、どんどん自分を客観的に見られるようになっていき、仕事への熱さは持っていても、他の人に怖いと感じさせないように変わっていったのです。

また会社のことを理解しようという気持ちが強く、私の話す内容を素直に聞こうとしてくれたことも、よりよく変化していった理由のひとつです。

そして私は彼女を見ていて、1店舗だけに所属しないフリーメンバーというスタイルを思いつきました。彼女が1カ所だけにいると、厳しさや強さの方が目立ってしまいがちになりますが、私はその強さを抑え込むのではなく、活かしたままでいきたいと思っていたので、いろんな店舗に行くような働き方を考えたのです。

例えば、新店舗がオープンする際に1カ月福岡に滞在する、オープンとは別に大阪で2カ月、というように、短期間であちこちの店舗に行くのです。

そうすると彼女の強さが分散し〝厳しくて怖い先輩〟から〝仕事ができて知識も豊富な頼れる先輩〟と感謝される存在になったのです。

今では「谷藤さんが来ると安心する」と言われるほど、頼られるようになっています。本人が自分のことを知り、人のことも認めるようになり、組織のことも理解して成長していったからこそ、そういう存在に変わっていったのです。

また私の話をとてもよく聞いていて、今では私と同じような考え方や意思決定ができる存在です。何かひとつトラブルが起こったけれど、私に報告がきたときには谷藤さんの采配ですでに解決している、ということもあります。

〝自分を知ること〟がとてもよい変化を生んだ好例だと思っています。

第5章

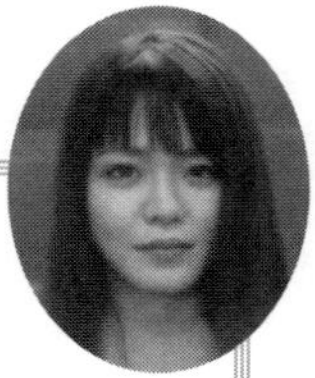

悩みがある人はタイプの違う人に相談するのもあり

本人からのメッセージ

自分の得意なことや向き・不向きがよくわからないという人は、まず趣味を見つけてみるとよいと思います。

その趣味がインドアなのか、アウトドアなのか、どのくらい熱量を持てるのか、ひとりでもできてしまうか、友達と一緒にやりたいと思うのかなどで、仕事の場合での特性もある程度見えてくると思います。

私の場合は、職場に互いのタイプを理解している仲間がいて、ひとつのことに対していろいろな考えが出てくるので勉強になります。

何か悩みがあるときは、タイプが違う人にあえて聞いてみると、自分では思いつかない見方や解決策が見つかったりもするので、今何か悩みがある人は、自分とは違うタイプの人に意見を聞いてみるのもひとつの方法です。

「多彩に煌めくエンターテイナー」 鈴木さん（29歳）

鈴木さんは、第3章でも少し登場した、明るく陽のパワーの強いスタッフです。明るいキャラクターが全面に出ていて、入ってきたときから良くも悪くも目立つ存在で、本人も自分のことを〝猪突《ちょとつ》猛進〟と自己申告していました。

スペシャリストタイプ要素はそこまで強くなく、チームで働くことも嫌いではないタイプなのですが、フロントタイプの要素がかなり強く、ガンガン前に立ち接客をするのが好きな特性を持っています。実際の個人の成績も、1年目からとてもよい数字を出していました。

ところが2年目に入ったときに、腱鞘炎《けんしょうえん》になってしまったのです。

当然本人は一気に不安になり、「施術ができないのなら、自分はこの組織において存在意義がない」と思い詰めてしまい、辞めようとまで考えていました。ヘッドコンシェルジュの仕事が好きだという気持ちが強い彼女にとっては、大きな挫折です。

ですが私は、その時点で彼女は会社にとってすでに大きな武器となっているので、辞めなくてすむ方法はないか、どうすれば続けられるかを考えました。

そして彼女の、先輩後輩を問わず、誰にでも明るくフラットに話しかけられるという特性なら、人に教える講師もできるだろうと考え、提案したのです。

彼女も初めは「私が講師？」という反応でしたが、私が「あなたの特性は絶対に講師としても活かされるし、会社としてはあなたの能力を求めているから、辞めずにまず講師をしながら、現場への復帰もできるようにリハビリをしていけばいい」という風にこんこんと話をしたのです。

我が社でも腱鞘炎になったスタッフが初めてで、なぜ彼女だけが腱鞘炎になったのかなどもわからなかったので、私も一緒に病院を探し、一緒に病院に行きヒアリングし、情報を集めました。そして原因や対処法を一緒に教わったのです。

なぜなら、その時は鈴木さんだけでしたが、この先誰かに同じことが起きたときに「辞める」という選択肢しかない状態にはしたくなかったからです。

彼女が直面したその苦悩と、どう乗り越えていくかという経験と知見を、新しく入ってくる人に活かそう。還元できるようにしよう、というように話をし続けた結果、彼女も気持ちが変わってきました。

そしてしばらくの間は講師をしつつリハビリを重ね、最終的には並行して施術もできるようになり復帰しました。彼女のこのケガをきっかけに、会社としてもスタッフの健康状態をより真剣に考えるようになり、ストレッチなどのセルフケアを推奨し、健康への意識を高めるようになったのです。

鈴木さんは不本意な状態にはなったけれど、気持ちを切り替え、それに対処して乗り越えたので、先を見ることの大切さをよくわかっています。元々話すのはうまかったのですが、そこに自分の経験や苦悩が入ってくるので、講師としてより説得力をもって人に伝えることができます。今ではスクール部門の統括は彼女に任せています。

何かあったときに「もうダメだ」とすぐあきらめてしまうのではなく、それまでとは違う仕事であってもチャレンジしてみる、気持ちを切り替えてみることがどれだけ大切か、私も彼女と一緒に経験して実感したのです。

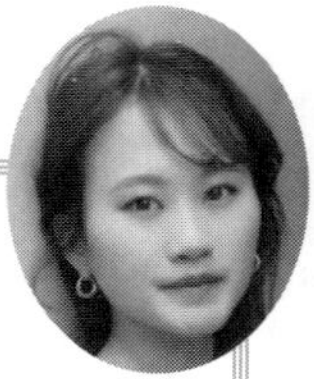

本人からのメッセージ

その仕事で未来のプランやビジョンを描けるかどうかを大切に

新しいことを始めたときは、慣れるまでは人間関係や業務のことで悩みが尽きませんし、自分には向いていないのかもと思うことが多いと思います。ただし、単に〃向いていないから〃という理由で辞めてしまうのはもったいないと思います。続けていればコツをつかみ、〃向いている〃に変わることもあるからです。

私自身転職を繰り返してきましたが、ヘッドコンシェルジュで仕事を続けてこられたのは、社風や経営方針が自分に合っていたからです。入社してみないとわからないことでもありますが、そこが合っていれば熱意をもって仕事に取り組めると思いますし、3年後、5年後など未来のプランも自然に出てくるのでは、と思います。

今、社風や会社の規模から仕事を探していたり、何か悩みを抱えたりしているなら、未来のプランやビジョンが描けるか、という観点で、今の仕事の向き・不向きを考えてみるとよいと思います。

「ほんわか癒しエンジェル」 佐竹さん（28歳）

フロントタイプでガンガン前に出ていく、みんなを引っ張っていく、というようなタイプと真逆にいるのが佐竹さんです。特性で言えば、スペシャリストタイプでバックタイプ。物静かで思っていることをすぐに口に出す性格ではないので、考えていることが他の人に伝わりにくいタイプです。

しかし、向き合ってきちんと話すと、内には静かな闘志を秘めていることがわかります。

実は彼女は現在、施術はせずに別の業務についてもらっています。

ただ、施術をしていなかったわけではありません。ほとんど創業メンバーと変わらないくらい初期から働いていて、4年目に入る頃まで店舗で施術を行っていました。

ところが4年目に入った頃に、本人の中で将来を考えていく上で、技術だけを突き詰めていくのが自分のやりたいこととはちょっと違うのではないか、と感じ始めたのだそうです。

そして、まず先輩に相談し、そこでアドバイスも受けた上で、やはり自分のやりたいことにチャレンジしてみたいと思い、ある時私に相談がきたのです。

彼女は、ウェブマーケティングや制作の作業をやりたいと思っているということでした。以前からの希望だったようですが、施術でなくそちらを担当したいというのが自分のわがままなのではないか、という点を気にしていたのです。

そこで私は、「あなたが本気でやろうと思ってくれているのであれば、その環境をつくって本気でその部署を立ち上げることができるよ」と伝えました。

もし彼女が入社して短い期間の時にそう言ってきたら、根気や熱意を感じられず、私も受け入れなかったかもしれません。

ですが彼女は4年間施術をきちんと行い、頑張ってきたことを知っていました。そして初めて自分の口からやりたいことを意志表示してくれたのです。

また、会社は創業時よりも事業拡大してきているところで、ウェブマーケティングの部門は実際必要な本部機能でした。それまでは私がひとりで運営していたので、そろそろきちんと強化しないといけないと考えていたところでもあり、彼女の申し出は決して見当違いのことではなかったのです。

ですから彼女にマーケティング部門を任せることにしました。すると彼女も、受け入れてもらえたという点も含めて会社への愛もより強まり、そこから、施術は行いながら、空いた時間にオンライン講座で必要な技術の勉強を2カ月間続けたのです。

要求をするだけでは終わらず、改めて根性もあるなと思いました。本人の頑張りと努力が伴うと、やはりいい方向に行くのだなと実感しています。

そんな経緯で彼女は現在、マーケティングや制作部門の業務を行っています。またその仕事の仕方が彼女にとって、一番ストレスのない働き方だったのです。

会社で自分のやりたいことが出てきたときには、まず伝えてみることの大切さ、またそれが可能になったら、一生懸命取り組むことの大切さが佐竹さんを通してよくわかりました。

本人からのメッセージ

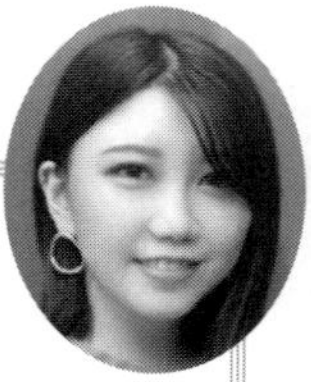

向き・不向きがわからない人は過去の自分を振り返ってみて

自分の得意なことや向き・不向きがわからなくて悩んでいる場合、過去の自分を振り返ってみるのもひとつの方法です。

今の職場だけでなく、過去に経験したアルバイトや部活動なども今の自分につながっていて、性格の特徴や向き・不向きが改めて見える部分があるかもしれません。仕事でもプライベートでもよいので、いろいろなことを試してみて、誰かにほめられたことなどから探すのもよいと思います。

ただ私は、得意なことや向き・不向きがわからないという人は、ある意味なんでもそつなくこなせるタイプで、苦手なことが少ないということだと思っています。確かに向き・不向きがハッキリしている方が何かを決めるときにはラクだと思いますが、〝ない〟ことを強みだと考えることも大切だと思います。

「変幻自在のオールラウンダー」 小向さん（37歳）

実は前述の佐竹さんと小向さんのふたりだけは、現在施術でなく、別の業務に集中してもらっています。

もちろん小向さんも、２年間は施術を担当していました。ですが、途中で体調を崩したこともあり、店舗での施術ではなく裏方の業務を担うことになったのです。

彼女はしばらく休んでいたのですが、私は彼女になんとか戻ってきてほしいと考えていました。

彼女はバックタイプの要素が強く、周りのバランスをよく見られる人で、フロントタイプの誰かがワッと前に出ていたらスッと一歩引くという風に、集団の中で細かくバランスを取る、というようなことをしてくれているのです。そういうタイプは会社にとって絶対に必要な、欠かせない存在だと思っていました。

施術ができないとしてもなんとか残ってほしいと考えていました。そして、彼女のその気を配れる点、バランスを見る力、細かい作業もしっかり丁寧にできる点や数字が得意な点などを考え、経理・労務管理の勉強をしてみるのはどうか、と提案しました。

そうすれば、「施術での現場復帰以外の、働き方の幅が広がると思う」と伝えたら、「頑張ってみます」とやる気になってくれたのです。


そこから彼女は、税理士とやりとりをしながら、会計ソフトをイチから覚え、経理・労務管理についてのさまざまな勉強を始めたのです。簿記などの資格を持っていたわけでもないのですが、本当に一生懸命勉強して自分のものにしていったのです。

そして現在では、我が社の管理部門を一手に引き受けてくれています。彼女がいないと会社が回らない、という状況です。

会社の規模も大きくなってきているので、作業工程は増えていると思うのですが、それに対して自分でしっかり勉強して対応し、努力してステップアップしています。

そのため会社を下からしっかり支える存在として、他のスタッフからも信頼されています。

佐竹さんも同様ですが、何かがあってそれまでと違う働き方をすることになったときに、本人の頑張り次第でどんなことでもできる、というお手本になってくれたと感じています。

何か新たなことを提案されたとき、それまで自分では考えたことのなかった分野に飛び込むとき、できるのかわからないけれど、すぐに「無理、無理」と拒絶するのではなく、「ちょっとやってみよう」とトライしてみること。

そして実際に行動してみることは、自分の可能性を広げ、想像していなかった強みをつくっていくこともあると、彼女を見ていて実感しています。それは、仕事場でも別の場所でも同じことだと思います。

本人からのメッセージ

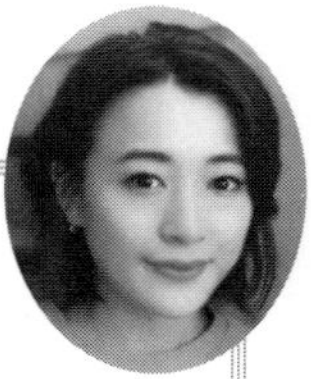

自分の心の声をしっかりキャッチできるように

今の時代はさまざまな職場や働き方があるので、初めから自分にぴったり合う仕事が見つからなくてもよいと思います。

いろいろと経験をしていくなかで、改めて自分はこういうことが好きなのだと気づいたり、こういうジャンルに挑戦してみたいなど、新たな気持ちが芽生えてくることもあると思います。そういう自分の心の声をしっかりキャッチしてあげられるよう、日頃から自分の考えを整理し続けることがとても大事だと思います。

そうしていれば、行動に移しやすいと思います。

私も学生時代にいろいろなアルバイトをし、自分の人生にたくさんの選択肢が生まれました。その選択肢をより明確にするために、よくジャーナリングをして頭の中を整理し、自分が何を大切にしていてどんな人間になりたいかを〝見える化〟していました。それを繰り返してきたことで、今、自分が望んでいた方向に進めているように思います。

「知識豊富なドクトリーヌ」　稲穂さん（30歳）

稲穂さんは創業メンバーのひとりですが、彼女も自分の努力で、いい方向に大きく変化しました。

彼女は、入社した当初、接客にちょっと苦手意識があり、自分にあまり自信がなく、自己評価が低く劣等感も持っているような状態でした。

ちょっと難しいお客様がいらっしゃったときに、「このお客様はNG」として自分から線引きをしてしまうようなところもあったのです。

彼女はバックタイプの要素がかなり強い特性を持っています。そして創業メンバーには、先に登場したNamiさんや谷藤さんなど、フロントタイプでガンガン前に出て、接客も得意な人がいたので、その中では目立ちにくい存在でした。

ただそこで、私がすぐに助言してしまっても成長につながらないので、しばらくの間どうなるか成長を見守っていたのです。

第5章

すると彼女は、自分なりに健康や美容について勉強をして、ツボや筋肉に関しての知識を蓄え、また例えば飲み物や栄養成分などについても勉強し、お客様の悩みに沿ったとても専門的なアドバイスをするようになったのです。最近では睡眠に関する知識もとても豊富になっています。

私が「こういう勉強をしてみたら？」などと言ったわけではありません。

彼女が自分の性格、特性を考え、他のメンバーのような接客を同じようにすることはできないから、知識を身につけて〝強み〟をつくろうと考え、実践したのです。

そういうアドバイスができるようになり、稲穂さんのスタイルというものが確立し、自信もつき、気づいたら接客が苦手という状態を克服していました。

そんな彼女の変化を見ていて、何か周囲に劣等感を感じることがあったときに、それを上回るくらい努力して勉強や行動することで、よい方向に変わって一気に輝き出すことができるのだということがよくわかりました。

私は、新入社員で接客がいまひとつうまくいかず悩んでいる人がいた場合、稲穂さんの話をします。「今の彼女しか見ないとイメージできないと思うけれど、彼女も1年目は接客が苦手で自分に自信がなかったのだよ。それを努力して勉強して、自らを変えたんですよ」と伝えています。

今では悩んでいそうなスタッフに彼女がアプローチして話を聞き、解決していくことも数多くあります。彼女は自分に自信が持てない気持ちをよく知っているので、一人ひとりに寄り添って考え、優しく伝えてあげる力が強いのです。

また彼女は文章能力も高かったので、ホームページのコラムを書く担当になり、最近ではプレスリリースや社内報の仕事も担当してもらっています。

店舗数やスタッフ数がかなり増えているので、社員に向け会社の情報を共有し、どんなメンバーがいるかが全員に伝わるように常に考えてくれています。

そのため後から入ってきたスタッフからの信頼度も高い、特別で頼れる存在になっているのです。

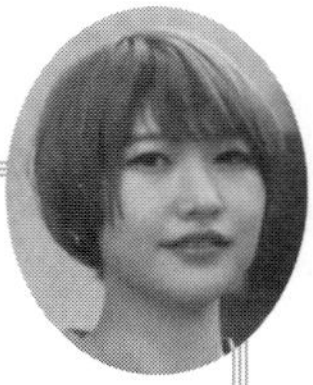

本人からのメッセージ

やってみて初めて見えてくることがある

私はヘッドコンシェルジュの創業時から働いていますが、ずっと見ていて感じるのは、〝とにかくやってみる〟という気持ちの大切さです。

前例がないような状態からスタートし、現場のスタッフたちで、ささいなことでも「実践→修正」を繰り返しながら、お客様が満足してリピートしたいと思う店舗をつくってきました。

これは我が社の代表が、理由をきちんと伝えればなんでも挑戦させてくれる環境だという点が大きいと思います。そういう環境の職場であれば、思いついたこと、やってみたいことはどんどん伝えてトライしてみる方がいいと思います。

自分の経験を踏まえても、やってみて初めて見えてくることがたくさんあると思っているからです。

「幸せを呼ぶスピリチュアリスト」 瀧本さん（34歳）

瀧本さんは、フロント・バック、スペシャリスト・ゼネラリストのどこにも偏らず、バランスのよいタイプの人です。

表面的に強い、怖いといったイメージもないので、周りのメンバーから頼りにされ、相談が彼女に集まります。

ですから現在彼女には、ＨＲチームという部門を任せています。このＨＲチームは、普通の会社の人事部というような意味合いと少し違い、社員の満足度、メンタルケア、コンディションケアというようなことを受け持つ役割です。

また瀧本さんは、人の気持ちをくんであげたり、ちょっとした表情の変化を察知して、的確な言葉をかけてあげたりと、細やかな対応ができるので、彼女がいるだけで離職率が下がるような人なのです。多分実際にそういうこともあったと思います。

ただ優しく甘やかすというよりも、本人の中には確かな芯があり、強い気持ちを持っているので、かける言葉も強すぎず甘すぎず、話をきちんと聞いてあげて、言うべきことは伝えることができる、稀有《けう》な存在です。

彼女が入社した経緯には少し面白い出来事がありました。

彼女もある程度長く美容師をしていたのですが、ある時ヘッドコンシェルジュの店舗で施術を受け、「ここで働きたい！」と強く思ったのだそうです。直感が働いたのでしょう。

そしてすぐに応募してきました。

しかし、何かの手違いで初めはスムーズにいかず一度不採用となりました。ただ「私は絶対にヘッドコンシェルジュになる」とあきらめずに紆余《うよ》曲折を経て私との面接にこぎつけました。

話してみると、熱い思いを持っている上に優秀なので、即採用となりました。後から一度不採用になったという経緯を聞き、採用できて本当によかった、と思いました。

実は彼女はスピリチュアルなことが好きで、実際に面接の前日には、自分の一番好きな神社でお参りをしたそうです。

好きが高じて社内で神社部も立ち上げ、部員メンバーと参拝に行った様子をＹｏｕＴｕｂｅにアップしたりもしています。

ひらめきや直感を大事にしていて、それをきちんと行動に移すことができる人です。

だから「幸せを呼ぶスピリチュアリスト」というキャッチコピーをつけたのです。

先に登場した佐竹さんが悩んでいたときに、相談相手になったのも瀧本さんです。

佐竹さんの悩みを聞き流さず、１カ月近く何度も話をし、佐竹さんのメンタルケアと頭の中の整理を一緒にしてくれていたそうです。

それを聞いたとき、施術の確かさはもちろんのこと、それ以外にも本当に対人の面で有能だなと実感しました。

会社、組織という人数の多い集団になってくると、どうしても問題や悩みが常にゼロ、というわけにはいきません。

だからこそ瀧本さんのような、バランスがよいタイプの人は本当に必要です。

彼女自身も、頼られたりすることや悩みを相談されることは嫌いではないと言います。

彼女もまた、私にとって得難い人材なのです。

本人からのメッセージ

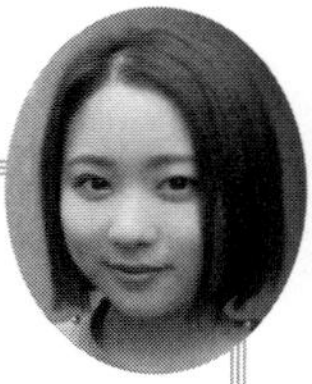

悩みがあるときこそ成長できるチャンス

誰でも初めから自分の向き・不向きがわかるわけではないと思います。私も初めは、美容師という仕事が自分に向いていると思っていたのですが、実際にやってみるうちにちょっと違うとわかりました。

そこから自分が本来やりたいこと、向いているかも？　というものを探し、最終的に見つけて現在に至ります。何事もすぐに〝無理〟とあきらめてしまわず、自分にできる最大限の力を出して目の前のことに取り組んでみると、新たに気づけることがあると、経験から確信しています。

悩みがあるときこそ、成長できるチャンスだと思います。不満や不安を抱えて悩んでいる時間を、自分と向き合う時間に使うことが大切だと思います。

第6章

日本一女性が輝く職場のつくり方

「ヘッドコンシェルジュ」という新たな職業をつくる

ヘッドコンシェルジュという職業は美容師免許を持ち、深層筋アプローチと呼ばれる頭のツボ押し技術を体得しているスペシャリストです。

ヘッドコンシェルジュには、単に頭皮のマッサージだけでなく、頭と体の上部から全身へアプローチし、健康的な体と究極睡眠へ導くという大きな目的があります。

創業時に、頭を濡らさず行うドライスパはすでにある程度流行っていましたし、なかにはシャンプー&トリートメントも含む施術の店舗もありました。

ただ全体的に〝美髪〟〝リフトアップ〟といった、美容に寄ったコンセプトのものが多かったと思います。

しかし、私がNamiさんの施術を受けたときの、疲労の取れ具合やスッキリ具合に感動した体験を思うと、美容寄りではなく、もっと体全体の健康を目的にすえることができると感じたのです。

そして健康をメインにと考えたとき、頭のこりほぐし・ツボ押しと、体上部のマッサージを通じて、国民病とも呼べるような睡眠の悩みにアプローチするというコンセプトが固まりました。

そんな経緯から私は、さまざまなメディアでもお伝えしているのですが、いわゆるヘッドスパ業界に参入したつもりではなく**〝ヘッドコンシェルジュ〟という新しい職業と、場をつくった**のだと考えています。

ヘッドコンシェルジュ株式会社では、自社の研修を受けるだけではなく、知識量、技術力ともに蓄積し、裏づけのある国家資格を持つ人間が、さらに頭のツボについて、また全身について、睡眠のメカニズムについても専門的な勉強をした上で施術をします。そこが強みで特徴となり、またお客様からの信頼度もより高められると思ったのです。

そして、何か新たなことを始めるときに、「今までがこうだったから」「コレが人気だから」、という発想でそれまでと同じことをするのではなく、どうすれば違うことができるか、差をつくることができるか、と考えることが大切だと実感しています。

人の意見を否定せず、受け入れて考えることがヒットの秘訣に

ヘッドコンシェルジュ株式会社は、ありがたいことに創業から6年という短期間で、店舗数もスタッフ数も大きく増え、現在もリピーターのお客様が増えています。

メディアの取材を受けるときには、「ヒットした理由はなんでしょうか?」などというような質問をされることがあります。

理由はいくつかあると思いますが、①私がそれまでの経験を活かしたマーケティングや他店との差別化、②Ｎａｍｉさんが施術内容やサービスのこだわり、このふたつの側面から徹底的に考えたことが一番の理由だと思っています。

経営者と職人の意見のバランスを取りながら、両輪で進んできたからこそ、うまく回り始めたのです。

美容室でのヘッドスパは、どうしても頭のみの施術になります。

しかしＮａｍｉさんには、「人間の体内の老廃物は、最終的にすべて鎖骨に集まり排出

されていくので、どんなに頭をほぐしても、最後に鎖骨へのリンパ流しをしないと意味がない」という、理論に基づいた考えがありました。

鎖骨までマッサージするということは、服を脱がないとできません。それは、ヘッドスパを個室で行わない美容室では基本的に不可能です。

服を脱いで、頭から首、肩、鎖骨を含むデコルテまでマッサージをするためには、着替えの面も含めて単純に個室でないといけないのです。

「個室をつくるなら〝究極睡眠〟が大きなテーマでもあることだし、お客様が心底リラックスして寝落ちもできるような、ラグジュアリー感のある個室にしよう」

そんな風に、Ｎａｍｉさんの職人的なこだわりをどうすれば実現できるか、私が現実面で可能・不可能を考え、アイデアをもみながら少しずつ形にしていきました。

初めからすべてがうまく回ったわけではなく、お互いの意見をぶつけ合いながら向き合い、ヘッドコンシェルジュという新たな職業と場を理想のものに近づけていったのです。

他の章でもお伝えしたように、**他の人の意見を否定から入るのではなく、まず聞いて一度受け入れ、考えてみる**ことが大切です。自分の意見のみが正しいと考えるのではなく、常に第三者の視点も取り入れる。それがよい結果を生んでいるのだと思います。

目標や理想を〝クレド〟として共有を

〝ヘッドコンシェルジュ〟の〝コンシェルジュ〟は、ホテルのコンシェルジュから発想してネーミングしています。

私とNamiさんで考え、「ホテルに勝てるくらいのおもてなしの精神を一人ひとりが持って、お客様を迎えましょう」、という気持ちからつけたのです。

Namiさんは特に、ザ・リッツ・カールトンホテルの経営理念を尊敬しているので、ザ・リッツ・カールトンが導入していることでも有名な、「**クレド**」のヘッドコンシェルジュ版をつくりました。

クレドとは、**会社の従業員全員が心がけるべき行動指針、規範**というような意味です。またその内容をカードに記し、社員が携帯していることもあります。

我が社のクレドは、例えばですが「紳士淑女をおもてなしする私たちもまた紳士淑女です」「私たちはステージの上にいます。自身のプロフェッショナルな身だしなみ、言葉づかい、ふるまいに誇りを持ちます」「誇りと喜びに満ちた職場をつくるために、自身が関係する仕事のプランニングに関わる権利があります」というような、ヘッドコンシェルジュとしての心構え、姿勢を共有できるような内容のもので、15項目あります。

朝礼を行いその際にクレドを全員で読み上げたり、カードをつくって普段から社員に携帯させたりはしていませんが、新人の研修では必ず内容を教え、覚えてもらうようにします。また各店舗のバックルームに貼ってあり、スタッフ全員がその内容を常に目にして心がけられるようにしています。

これもまた、言語化することの大切さがよく表れている例だと思います。

クレドはＮａｍｉさんをはじめ創業メンバーから、自発的にそういうものをつくろうという案が出てきたものです。

ヘッドコンシェルジュという新しい概念、新しい職業をつくったのですから、その職業のための行動指針、規範はあった方がいい。

また、店舗として売り上げを上げるというような目標も当然ありますが、そういう数字以外の部分でも、理想とする姿勢を皆で共有できるようにすることは、会社が大きくなればなるほど必要です。

ヘッドコンシェルジュとは、単にヘッドスパの施術を行う人の呼び名なのではなく、お

ヘッドコンシェルジュ版クレド

head CONCIERGE おもてなし15箇条

1. 紳士淑女をおもてなしする私たちもまた紳士淑女です。

2. 私たちはサービスのプロフェッショナルとして、お客様やコンシェルジュを尊敬し、品位を持って接します。

3. 私たちはステージの上にいます。自身のプロフェッショナルな身だしなみ、言葉づかい、ふるまいに誇りを持ちます。

4. 積極的にお客様の目を見て対応しましょう。お客様にも、コンシェルジュ同志でも、必ずきちんとした言葉遣いを守ります。

5. 自身の身だしなみには誇りを持ち、細心の注意を払います。プロフェッショナルなイメージを表す役目があります。

6. あたたかい、心からのごあいさつを。『笑顔・笑声』で接します。

7. お客様をお名前でお呼びします。一人一人のお客様のニーズを先読みし、おこたえします。

8. 感じのよいお見送りを。さようならのごあいさつは心をこめて。お客様のお名前をそえます。

9. 最高のパーソナルサービスを提供する為、コンシェルジュには、お客様それぞれのお好みを見つけ、それを記録する役目があります。

10. お客様、職場の仲間、そして会社の機密情報および資産について、プライバシーとセキュリティを守ります。

11. 妥協のない清潔さを保ち、安全で事故のない職場環境を築く責任があります。

12. 店内に問題点がないか、コンシェルジュ1人1人がいつも隅々まで注意をはらいましょう。

13. head CONCIERGEの目標は、全てのコンシェルジュに伝えられます。これをサポートするのは、コンシェルジュ1人1人の役目です。

14. 誇りと喜びに満ちた職場を作る為に、自身が関係する仕事のプランニングに関わる権利があります。

15. head CONCIERGEの資産を守るのは、コンシェルジュ1人1人の役目です。エネルギーを節約し、環境保全につとめます。

客様の健康全般を考え、専門的なアドバイスもしながらサポートする、「美容・健康・睡眠」のプロフェッショナルなのだということを、クレドをつくることでより共通認識として明確にできたのです。

目標や理想を言語化して共有することは、店舗でなくとも、チームとして仕事をする人たち全員に勧められる方法です。言語化することで皆の気持ちがまとまりやすくなるはずです。特にリーダーの役割を任されている方は、ぜひ試してみてください。

雑談にこそ本音があることを活かす

我が社では、「○月△日の□時から」というような日時を決めた改まったミーティングを基本的に設けていません。

ではどうしているのかというと、何か相談やしっかり伝えたい話があるときは、ワンオンワンでの対話を、その他は私が店舗にフラっと足を運び、行ったときに空いているメンバーと話をするようにしています。

これには私なりのハッキリとした理由があります。

そのようなやり方をしているのは、不満や不安を言わずに溜め込んでしまっている人がいないか、できるだけ早く気づけるようにするためです。

不満をガンガン口に出してくれるならまだよいのですが、表面に表さずにずっと溜め込んでいて、突然爆発してしまうようなことをできるだけ避けるためです。

ミーティングの時間が決まっていると、皆さん、気持ちも含めて構えてしまいます。

会議をすること自体は悪いことではないのですが、ちょっとした不満や不安、こうしたらどうだろう、と思っているアイデアや意見などは、「会議で言うほどでもないかも」「そんなことで会議の時間を取ってしまうのは申し訳ない」というような理由で、発言を控えてしまう人が多いのです。

改まったミーティングでは、スタッフたちの本音がなかなか出てこないのです。

それよりも、私が「今日はこの店舗に行こう」と決めて、その時間に空いているメンバーを事前に確認し、フラッと行くと、スタッフもミーティングのように構えずに、**自然な雑談**ができます。ほんの2～3分の立ち話でもよいのです。

自然でフランクな会話の中で、ちょっと困っていること、メンバーの誰かを心配していること、何かに対しての不満などがポロッと漏れることもあります。

雑談の形の方が変にプレッシャーを感じずに、いろいろと話してくれるのです。

もちろんそういう不満などは特に出ず、店舗全体がとてもよいマインドで進んでいるね、という場合もあります。

また、社長とフランクな雑談をすることで、「こんなに話しやすいのか」「いろいろなことを話していいのだ」ということが伝わると、スタッフもより安心します。

実際この方法を続けてきて、スタッフ一人ひとりの考えや気持ちが把握しやすいと感じています。

現在店舗は13店舗あり、東京以外に大阪、名古屋、京都、福岡などにも店舗をオープンしているのですが、そういう東京以外の店舗に行く際も、基本的には同じ考えです。

その場合はさすがに行く日は事前に伝えますし、面接の予定が入っていることも多いのでその時間は事前に確保していますが、それ以外の時間は基本的には自由に動ける時間にしています。

「□時から◯◯店でミーティング、移動して△△店で▲▲さんとのミーティング」、というような予定は入れませんし、スケジュール帳にも入れません。

ヘッドコンシェルジュ株式会社では指名制度を設けていないので、当日の朝に誰がどのお客様を担当するかが一気に振り分けられます。

その予定を見ると、誰がどのあたりの時間が空いている、ということが大体把握できるので、「このスタッフがちょっと気になっているから、その人の空く時間に合わせよう。そのタイミングくらいでこの店舗に寄ろう」という感じで、その日の予定を決めるのです。そして立ち寄って雑談をするのです。

通常の会社の場合は、「社長が来るからここのスケジュールを空けておいてください」となることが多いと思いますが、我が社の場合はむしろ私が合わせます。まずお客様のご予約が最優先。それによって決まった**スタッフの予定に、私が合わせる**のです。

今の人数や規模だからこそ可能な方法かもしれませんが、基本的にはできるだけこのやり方で、スタッフたちとコミュニケーションを取っていきたいと考えています。

すべての会社で可能な方法ではないかもしれませんが、会社を経営されている方、チームや部のリーダーの方などは、店舗をまとめる立場の方などは、オフィシャルな会議と別の場で雑談ができるようにしてみると、新たな発見があると思います。

独自の評価基準で、会社に対する貢献度をわかりやすく！

第1章でも少し触れましたが、我が社の店舗では、店長、副店長といった役職を設けていません。エリアマネージャーというような立ち位置の人もいません。

何も評価基準がないのかといえばそうではなく、それぞれの能力を総合的に評価する、独自の基準を設けています。

C1からC5という、独自の評価ランクをつくっているのですが、これも、「この数字まで売り上げを伸ばしたらC2にアップ」というような、数字で表すような評価基準ではありません。「これができたらC4です」というような条件もありません。

基本的に一人ひとりの特性・個性を尊重して評価しています。

では、具体的にどこで評価ランクが上がるのか。

我が社で評価するのは、視座の高さ、視野の広さ、視点の多さです。

どういうことかというと、こういった複数の店舗を抱える会社の場合、「店舗がチーム」という意識になりがちです。

もちろん、ひとつの店舗にいるスタッフ同士の関係性がよく、チームワークがよい方がいいのは間違いありません。

ただ我が社の場合は、そこにもうひとつ、「**会社全体がチーム**」という意識をプラスして持ってもらいたい。スタッフ全員にそう伝えています。

店舗同士で争う必要はなく、会社全体がよりよくなるために何をすればいいか、という視座で常に考える。

スタッフ全員でそれができると、変な比較や不必要な競争が起こりません。

例えば、他店を助けることが、評価されるのです。

ですから困りごとが起こっている店舗があれば、谷藤さんのような頼れるスタッフを送り込んだり、鈴木さんのような陽のキャラクターの強いスタッフが、「私がちょっと行ってきましょうか？」と自分から申し出てくれたりするのです。

制度としては、「いろいろなＣ４のスタイルがある」という評価基準で成り立っていて、そのランクになるための条件が一律というわけではありません。

なぜこういう形を取っているのかというと、**キャリアアップとは、個人戦ではなく共同**

作業の方がよりよくできると考えているからです。

個人がキャリアアップをしたいと思ったとき、通常の組織の場合は個人で頑張りなさい、ということが多いと思います。

しかし、個人の努力と意思に、会社がつくる環境と方向が合わさると、会社の成長も個人のキャリアアップもとても強く、速くなるのです。

皆が自分だけのキャリアアップや、自分たちの店舗のことだけを考えるのではなく、他店のこと、会社全体のことも考えるように意識すると、気持ちに余裕が生まれ、個人と会社、どちらにもよい影響が表れた状態で進んでいけます。

指名制度を設けていないからこそそれが可能になるし、初めからそういう組織をつくろうと考えていたので、今の状態は、かなり想定していた形になっていると思っています。

もちろん職種や会社の規模などによって、比較や競争を目に見える形にする方がよい場合もあるでしょう。

ただ、主にお客様を迎えるような店舗の場合は、個人を争わせる形よりも、店舗全体としてどうすれば成長できるかということを軸に考えてみると、結果が出やすいと実感しています。

離職率の低さは業界トップ！　女性社員が嬉しい環境づくりを徹底

私は**一度採用したスタッフは、基本的には何があっても働き続けられるようにフォローしよう**と考えています。それが社長の役割だと思っています。

ですから前述のように、ケガや病気をしたスタッフがいた場合も、そこで「辞める」という一択しかない状態にせず、続けられる方法を一緒に考えてきました。

創業から今までに、辞めた人がゼロというわけではないですが1年に2〜3名程度。それも、辞めた理由は家庭の事情などで、「職場に不満があったから」という例はほぼありません。

毎年新卒も採用しており、これまでに8名採用していますが、その人たちはひとりも辞めていません。それどころかもれなく全員活躍しています。これは自慢です。

また働く上で、男性、女性、という性別について、特別に何か区別しようという考えはありません。しかし、私以外は全員女性の会社なので、女性ならではの体調不良や、妊娠・出産にまつわるライフスタイルの変化に対応できるような会社でいなければならないと考えています。

そのため福利厚生面は、女性が長く、元気に、楽しく働ける環境を整えるために、創業時からスタッフたちの声を反映し、常にアップデートしています。

例えば我が社のスタッフは、福利厚生の一環として安価な価格で次のようなメンテナンスを受けられます。

- **レディースメンテ**……健康診断＋婦人科検診。オプションを自身でカスタマイズして受診できます。
- **コンディションメンテ**……疲労回復・首肩こりや腰のゆがみ解消のために、指定クリニックで整体マッサージなどを受診できます。また、職場に専属トレーナーが定期訪問し、体のコンディションをチェック、メンテナンスをします。
- **ビューティメンテ**……指定の美容鍼灸《しんきゅう》サロンでの施術を受けることができます。
- **インナーメンテ**……季節に合わせたサプリメントや漢方を支給します。

また、産休・育休の取得率、復帰率ともに１００％です。

実際に産休を取り、復帰している先輩がいるので参考にしやすく、また指名制度がないことによって、産休・育休の取得、復帰はもちろん、有給や突然のトラブルに対してのスタッフ間のサポートもしやすい環境なのです。

そのためみんなが「長く働きたくなる」と言ってくれていますし、さまざまなメンテナンスもよく利用してくれています。

これらは、「女性に優しい職場という〝売り〟をつくろう」と狙って考えたわけではありません。

スタッフたちから自発的に出てきた声、本当に困っていることに対しての対処法などを考え、順番に形にしてきたからこそ、皆が現実的に利用しやすい内容になっているのです。

そういう環境を整えているからこそ、低い離職率を実現できているのです。

しばらく前から政府は〝すべての女性が輝く社会づくり〟という言葉を掲げていますが、女性が輝く、女性が長く働くために本当に必要なことは何か、どういう環境が働きやすいのか、ということを形にしていくためには、まず、**実際に働く女性の声を聞くこと**が重要なのです。

我が社もアップデートしながら、これからも皆と一緒に考えていきたいと思っています。

20代でも短期間で即戦力になり、活躍できるシステムづくり

ヘッドコンシェルジュでは、新卒の人を採用した場合、我が社のスクールでツボ押しやマッサージの技術や接客に関してしっかり学び、およそ1カ月〜1カ月半あれば現場に立てるようになります。

そのために、美容師免許は持っていてもツボ押しやマッサージについてはまったく知らない、白紙の状態の人でも技術を習得できるようにする講習内容を考え、構築してきました。

最初はNamiさんが教えていましたが、徐々に他のスタッフもNamiさんと同等の技術力が備わってきたので、現在は別のスタッフがスクールをまとめています。

指名制度を設けない分、誰が施術をしてもお客様が同じ効果実感を感じられるように、技術力を一定にそろえなければいけません。

それを実現するために、スクールの内容も試行錯誤しながらつくってきたのです。

実際にやってみて、20代前半の年代でも教えるシステムがきちんと機能していて、本人

のやる気と努力があれば、1カ月〜1カ月半程度でも十分に即戦力になれるということがわかりました。

ヘッドコンシェルジュという仕事は、そういう若い年代の休眠美容師の受け皿としても十分機能すると思っています。

美容の専門学校を卒業し、20〜21歳くらいで美容室に就職しても、さまざまな理由から半年程度で辞めてしまう人が多いそうです。

そういう人が我が社に入社し、しっかりと講習を受ければ、1カ月〜1カ月半で現場に立ち、即戦力となれます。それどころか20代前半でも会社の中枢を担うような存在のメンバーがどんどん出てきています。

入社するとまず、全員が〝計60時間の教育プログラム〟を受けます。

技術・接客マナー・睡眠メカニズムの理論など、さまざまな講習があり、すべてを受講して内容を覚え、施術の技術面を教わり徹底的に練習をします。

技術面の最終チェックの際は、必ず私自身が施術を受けるようにしています。

それらをすべてクリアしたら、晴れて店舗に立ちお客様を迎えるのです。

講習が終わったらそれで完成、ではありません。あるスタッフの言葉ですが、「入社間もないコンシェルジュも先に入社しているコンシェルジュも常に追求心・探究心を持ち、どうしたらこりをもっとほぐせるか、お客様に喜んでいただけるかを考えながら、コンシエルジュ同士でレッスンをし合い、技術レベル・接客レベルを共にあげています」というように、常に技術面も接客面もよりよくなるように日々努力をしています。

やる気と努力はもちろん必要ですが、それだけでは不十分です。

「短期間で即戦力になれて現場に立てる」、また指名制度を設けていないことで「不必要な比較や嫉妬心が生まれないシステムになっている」、「女性にとって嬉しく役に立つ福利厚生がいろいろとある」などというようにいくつもの、働く人にとって現実的にメリットとなるシステムを整えているので、新卒で入社したスタッフが辞めることなく働き続けてくれているのだと思います。

「黙って見て覚えろ」「独り立ちするのは○年経ってから」というような価値観は、現代では通用しません。若い世代のやる気がそがれないシステムづくり、モチベーションを下げず働き続けたいと思う職場づくりを考えることは、今の時代には特に必要なことです。

第6章

おわりに

「女性は誰もが、必ず輝ける」

そのことをお伝えしたくさまざまな方法や事例をご紹介してきましたが、ひとつでも何か参考になっていただれば嬉しく思います。

我が社では年に一度、全社員が集まるイベントがあります。そこでいろいろな分野で活躍したスタッフを表彰します。選ばれたスタッフを見るのも喜ばしいことですが、私はそこに集まった社員一人ひとりが魅力的な女性だ、ということに誇りを感じます。

皆、表情がイキイキと輝いていて、その場を目一杯楽しんでいます。それは、彼女たちが、普段の仕事の内容、職場の環境を愛してくれているからだと思うのです。

また、100名以上もの女性が一堂に介していますが、出身や生い立ち、未婚なのか既婚なのか、なぜ美容師を目指したのか、なぜ前職を辞めたのか、なぜヘッドコンシェルジュを目指してくれたのかといったバックボーンは、一人ひとりまったく違います。

そんな彼女たちですが、皆それぞれに本当に輝いているし、ヘッドコンシェルジュに入社する前よりも確実に〝きれい〟になっています。

その事実こそが、「女性は誰もが、必ず輝ける」という証拠です。

彼女たちの個性や能力をつぶさず最大限に引き出せるように、またそういった環境をより充実させていくように、これからも努めていきたいと思います。

また、彼女たちが輝くことは、イコール、お客様の体や心をラクにさせ、質のよい睡眠を取りやすくし、お客様を輝かせることにつながります。

輝く女性を（もちろん男性も）日本に増やしていきたい。それが私の願いです。

最後に本書を製作する上でご協力いただいた株式会社天才工場、および合同フォレスト株式会社の皆様に厚く御礼申し上げます。

本書がひとりでも多くの方の手に届きますように。

２０２５年４月

ヘッドコンシェルジュ株式会社代表取締役　滝村 晃平

著者プロフィール

滝村 晃平（たきむら・こうへい）
ヘッドコンシェルジュ株式会社 代表取締役

1986年生まれ。大阪府出身。

IT業界、インテリア業界を経て、未経験の美容業界へ。

2019年にヘッドコンシェルジュ株式会社を立ち上げる。

「究極睡眠」をコンセプトとしたヘッドスパ専門店「ヘッドコンシェルジュ」を全国に展開。ホスピタリティを追求した唯一無二のサービスで人気を博す。また全社員女性という組織を経営マネジメント。

今後は海外展開も視野に入れている。

企画協力　株式会社天才工場　吉田 浩
編集協力　山本 洋之、斎藤 真知子
組　　版　GALLAP
イラスト　春田 薫
装　　幀　ごぼうデザイン事務所
校　　正　藤本 優子

輝く女性へのパスポート
「究極睡眠ヘッドスパ」で、健康と自分史上最高の美を手に入れる

2025年 5 月10日　第 1 刷発行

著　者　　滝村 晃平
発行者　　松本 威
発　行　　合同フォレスト株式会社
郵便番号 167 - 0051
東京都杉並区荻窪 3 - 47 - 17 第 4 野村ビル M200
電話 03（6383）5470
ホームページ　https://www.godo-forest.co.jp/
発　売　　合同出版株式会社
郵便番号 184 - 0001
東京都小金井市関野町 1 - 6 - 10
電話 042（401）2930　FAX 042（401）2931
印刷・製本　モリモト印刷株式会社

■落丁・乱丁の際はお取り換えいたします。

本書を無断で複写・転訳載することは、法律で認められている場合を除き、著作権及び出版社の権利の侵害になりますので、その場合にはあらかじめ小社宛てに許諾を求めてください。

ISBN 978-4-7726-6260-4　NDC 595　188 × 130

© Kohei Takimura, 2025